糖尿病

饮食营养管理手册

谢良民 葛懿云 黄昕 张怡琼/编著

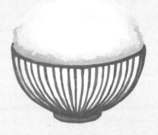

上海科学技术文献出版社
Shanghai Scientific and Technological Literature Press

图书在版编目（CIP）数据

糖尿病饮食营养管理手册 / 谢良民等编著 . —上海：上海
科学技术文献出版社，2016
ISBN 978-7-5439-7133-2

Ⅰ.① 糖… Ⅱ.①谢… Ⅲ.①糖尿病—食物疗法—手
册 Ⅳ.① R247.1-62

中国版本图书馆 CIP 数据核字 (2016) 第 154034 号

责任编辑：祝静怡　忻静芬
封面设计：钱　祯

糖尿病饮食营养管理手册
谢良民　葛懿云　黄　昕　张怡琼　编著
出版发行：上海科学技术文献出版社
地　　址：上海市长乐路 746 号
邮政编码：200040
经　　销：全国新华书店
印　　刷：常熟市文化印刷有限公司
开　　本：787×1092　1/16
印　　张：17.75
字　　数：189 000
版　　次：2017 年 1 月第 1 版　2017 年 1 月第 1 次印刷
书　　号：ISBN 978-7-5439-7133-2
定　　价：58.00 元
http://www.sstlp.com

目 录

糖尿病饮食管理的关键是制订饮食计划

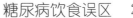

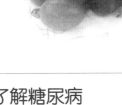

了解糖尿病

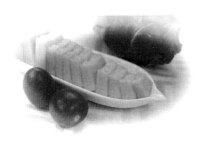

糖尿病健康饮食

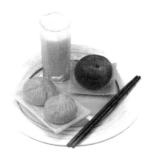

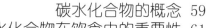

碳水化合物计数法

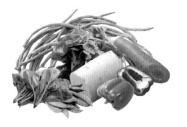

如何计数食物和饮料中的碳水化合物

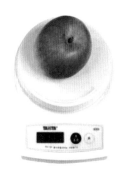

2型糖尿病患者如何制订饮食计划
（基础碳水化合物计数法）

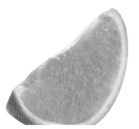

6 1型糖尿病患者如何调整胰岛素剂量
（高级碳水化合物计数法）

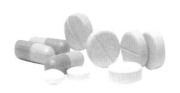

7 饮酒

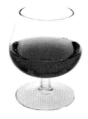

8 锻炼身体

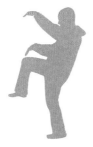

目录

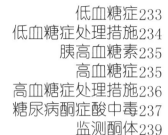

9 糖尿病紧急情况处理措施

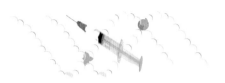

10 高血糖症和糖尿病酮症酸中毒

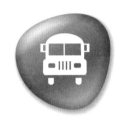

11 低血糖症

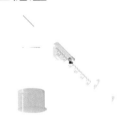

糖尿病饮食管理的关键
是制订饮食计划

本章将讨论

糖尿病饮食误区

饮食营养是糖尿病患者的必修课

制订饮食计划

糖尿病饮食营养管理

碳水化合物计数法

关于本书

糖尿病饮食误区

在刚被诊断为糖尿病时，很多患者的脑海中产生的第一个问题就是：我吃什么好？

这是可以理解的，因为大家都知道饮食肯定与糖尿病有关系。但是，很多患者在日常饮食中的诸多做法是我无法理解的。

很多患者并不知道如何控制饮食，如吃得太多、太少、太油、太咸或饮酒过度等，结果造成营养不均衡。这样的吃法血糖自然控制不佳，长期积累下来就会引起急、慢性的并发症，如眼睛、心脏、肾脏、神经系统、血管及血压等都受到影响。

很多患者想当然地减食或禁食，即所谓的"忌口"，或听信饮食偏方，不敢吃主食、水果、猪肉等，只吃青菜、鱼、牛奶等。很多患者甚至到处寻找能够降低血糖的食物！

像这些错误和危险的饮食方式，不但不能控制血糖，反而会造成营养不均衡，使身体遭受更大的损害。

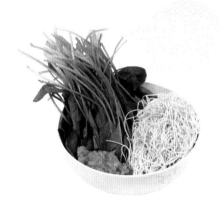

饮食营养是糖尿病患者的必修课

事实上，糖尿病的治疗是综合性的。根据中国自己的实践经验，我国专家提出了"五驾马车"的治疗原则，即饮食治疗、运动治疗、药物治疗、糖尿病病情监测和糖尿病教育与心理治疗等五个方面。糖尿病患者只要按照这五个方面去做，就能获得良好的血糖控制，避免各种糖尿病急性和慢性并发症的发生和发展，享受健康的生活。

所谓"五驾马车"主要指的是糖尿病的治疗不是单一的治疗，而是综合治疗。这里面有一个很重要的治疗措施就是糖尿病教育，即学习。糖尿病患者需要学习很多的知识，如糖尿病究竟是怎样的疾病、出现急性并发症应该怎么处理、怎样使用各种药物、如何通过饮食来控制血糖、什么样的运动方式适合自己、怎样自我检测血糖等。毫无疑问，饮食营养是糖尿病患者的"必修课"。

制订饮食计划

饮食管理是治疗糖尿病的必要方法之一，不进行饮食控制的糖尿病治疗是无效的。

糖尿病患者必须终生进行饮食管理，合理的饮食控制是最基础和最重要的治疗手段。任何声称糖尿病可以不管理饮食的说法是不负责任的。每位糖尿病患者都应该学习正确的饮食控制方法。

糖尿病饮食决不是不吃某种食物，如水果、卷心菜、精制糖等，也决不是要大量吃某种食物，如苦瓜、南瓜、山药、黑木耳等。糖尿病饮食没有需要禁忌的食物，也不存在具有降血糖作用的食物。食物只是食物，其作用是提供人体所需要的各种营养素，而不是药物。

糖尿病饮食营养管理

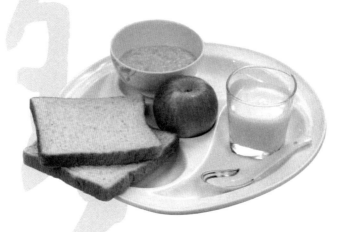

- 目的：既达到均衡营养，又能达到对血糖、血脂、血压的非药物治疗要求。
- 对整体饮食进行管理，而不是吃或多吃某种具体的食物。
- 遵循"总量控制、均衡分配、少量多餐、保持一致性"等原则，制订适合自己的饮食计划。

糖尿病饮食营养管理实际上就是制订适合自己的饮食计划。糖尿病饮食不存在标准饮食。适合别人的饮食模式不一定适合你，因为每个人的体重、体型、体力活动强度、血糖控制目标、药物治疗方案等均不相同。因此，糖尿病饮食必须个体化。

糖尿病饮食其实是健康的、营养均衡的饮食。糖尿病饮食管理就是以健康饮食为基础，根据自己的营养需要、运动强度、血糖控制目标、血脂控制目标、药物治疗方案等制订适合自己的饮食计划，以达到血糖控制良好的目的。

碳水化合物计数法

制订糖尿病饮食计划的一个简便、有效的方法就是碳水化合物计数法 (Carbohydrate counting, 或 Carb counting)。通过这种方法，糖尿病患者可以想吃什么就吃什么，想什么时候吃就可以什么时候吃，而不会影响血糖控制。目前，英、美等西方国家的糖尿病患者及专业人员基本都使用碳水化合物交换法来管理饮食。美国糖尿病学会已出版了很多相关的书籍向临床医生、营养师及糖尿病患者介绍该方法。作者结合中国人的饮食习惯和食物供应体系，编纂了常见食物的碳水化合物交换份，并首次向国内读者介绍该方法（《糖尿病饮食控制新方法——碳水化合物计数法指南》同济大学出版社，2005；《糖尿病饮食治疗——碳水化合物交换法》上海科学技术文献出版社，2009）。

碳水化合物计数法是通过合理、准确地计划和分配一天中允许摄入的碳水化合物来计划、制订每日的饮食。碳水化合物通常就是指食物中所含有的淀粉，包括精制糖及水果中的果糖等。大量的研究表明，食物中的碳水化合物是引起餐后血糖水平升高的主要物质。通过使用碳水化合物计数法，糖尿病患者可以监控血糖的变化，以此来实现良好的血糖控制。碳水化合物计数法可以使糖尿病患者所使用的胰岛素剂量与所进食的碳水化合物数量之间保持平衡，总的原则是碳水化合物食入量多时，胰岛素用量加大。与此同时，使用该方法制订饮食计划，还可以扩大食物种类的选择，使生活变得更加丰富多彩。

碳水化合物计数法有非常多的优点，但是，掌握它需要花费一定的时间及耐心。

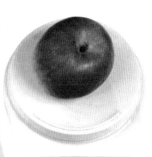
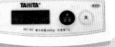

关于本书

本书根据糖尿病医学营养学治疗原则，介绍糖尿病患者健康饮食的构成、如何根据食物的类别选择食物、每日各类食物的摄入数量等知识。本书还根据我国的饮食习惯、食物成分含量编制了适合我国膳食结构特点的碳水化合物交换份表，并详细介绍了如何计算饮食中的碳水化合物含量、如何利用碳水化合物计数法来计划制订每日的饮食、如何根据饮食中的碳水化合物数量来调整胰岛素剂量等知识。

跟随本书：

- 1 型糖尿病患者可以学会如何调整胰岛素剂量。
- 2 型糖尿病患者可以学会如何制订饮食计划。

当然，要将碳水化合物计数法熟练运用到日常的饮食生活中还需要不断地实践，并积累适合自己的经验，这也是实现饮食控制血糖的关键。

愿人人都健康！

谢良民

2016 年 1 月 26 日　上海

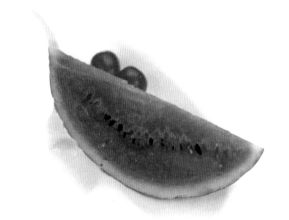

糖尿病饮食管理的关键是制订饮食计划

了解糖尿病

1

本章将讨论

- 糖尿病发病率

- 糖尿病分型

- 糖尿病的危险因素

- 糖尿病的诊断

- 血糖控制目标和益处

- 并发症

- 深入了解 1 型糖尿病

- 血糖监测

- 深入了解 2 型糖尿病

糖尿病发病率

糖尿病是一种导致血糖水平增高的慢性疾病。机体将摄取的食物分解为葡萄糖。胰岛素是一种由胰腺合成的能帮助葡萄糖转化为热量的激素。糖尿病患者无法利用葡萄糖，因为他们的胰腺无法合成胰岛素或是机体无法有效利用胰岛素，从而导致血液中血糖水平升高。

全球 1 型糖尿病发病率有逐年增高的趋势，但增高速度远不及 2 型糖尿病。虽然中国是世界上 1 型糖尿病发病率最低的国家之一，但由于中国人口基数大，所以 1 型糖尿病患者的绝对人数并不少。据估计，目前我国 1 型糖尿病患者总数为 200 万~300 万人。

全球 2 型糖尿病的患病率均有急剧增加的趋势，2 型糖尿病患者激增是造成全世界糖尿病患者总数剧增的主要原因。世界卫生组织对糖尿病的研究认为，全球糖尿病患者数量为 1994 年 1.20 亿人，1997 年 1.35 亿人，2000 年 1.75 亿人，2010 年 2.39 亿，2025 年将突破 3 亿人。目前世界糖尿病患者人数最多的前 3 位国家为中国、印度和美国。2 型糖尿病占糖尿病患者人群的 90% 左右。

近年来，我国糖尿病患者的数量正在以惊人的速度增多。从 20 世纪 80 年代初的不足 1%，上升至现在的 11%，其中 60 岁以上的人群中 5% 以上为糖尿病患者。保守地估计，我国糖尿病患者有 1 亿人以上，是世界上糖尿病患者人数最多的国家。

1 型糖尿病在各个年龄段都可能发病，多数在 30 岁之前发病，患者的胰腺只能合成少量或无法合成胰岛素。机体需要胰岛素控制血糖。1 型糖尿病患者必须注射胰岛素才能存活。1 型糖尿病可通过注射胰岛素、监测血糖水平、摄取健康的食物、定期运动等方法来维持和控制血糖水平。

2 型糖尿病通常在 40 岁以后发病，但是现在有年轻化的趋向。2 型糖尿病患者的胰腺只能合成部分胰岛素但无法合成机体所需的足够的胰岛素量或是机体无法有效利用胰岛素。2 型糖尿病可通过摄取健康的食物、定期运动、口服降糖药和注射胰岛素来维持和（或）控制血糖水平。胰岛素抵抗通常见于 2 型糖尿病患者。

妊娠糖尿病只发生于妊娠期。孕妇血糖水平升高是因为胰岛素分泌不足或是机体无法有效利用胰岛素。妊娠糖尿病可通过监测血糖水平、摄取健康的食物、定期运动等方法控制血糖，可能需要注射胰岛素。发生妊娠糖尿病的孕妇以及她们的宝宝将来患 2 型糖尿病的风险会增加。

糖尿病前期是介于血糖高于正常但又没有高到可以诊断为 2 型糖尿病的这一阶段。糖尿病前期的人群发展为 2 型糖尿病的概率是正常人群的 5~15 倍。糖尿病前期的其他的叫法如糖耐量受损、空腹血糖受损等。糖尿病前期的患者可通过维持健康体重和定期运动等来预防或延缓 2 型糖尿病的发生。

糖尿病的危险因素

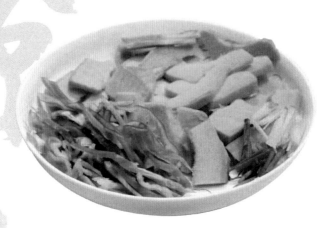

1型糖尿病的患病危险因素还不完全清楚。怀疑1型糖尿病患者体内存在可增加糖尿病发病风险的特定基因组。科学家们认为，1型糖尿病可能是由一种或多种环境因素（如病毒、食物、毒素等）所导致的。如果父母或兄弟姐妹患有1型糖尿病，那么你发生1型糖尿病的风险就会增高。

2型糖尿病的发病因素比较容易理解。常见的2型糖尿病的患病危险因素包括：

- 2型糖尿病或胰岛素抵抗家族史

- 运动量少

- 超重或肥胖（特别是腹型肥胖）

- 高血压

- 血脂异常：HDL<0.9mmol/L 和（或）2.83mmol/L

- 有妊娠糖尿病史

- 糖尿病前期

糖尿病的诊断

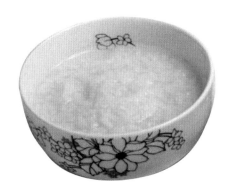

　　1 型糖尿病进展快，并且通常伴随着一些症状如多饮、多尿、体重减轻等。2 型糖尿病进展较慢，有些患者并没有明显的症状。

　　诊断糖尿病通常需要做 4 项化验：

■ 空腹血糖

■ 口服葡萄糖耐量试验

■ 随机血糖（伴随有症状）

■ 糖化血红蛋白

表 1-1 糖尿病的诊断标准

空腹血糖	口服葡萄糖耐量试验	随机血糖（伴随有症状）	糖化血红蛋白
≥7.0mmol/L	2h血糖≥11.1mmol/L	≥11.1mmol/L	≥6.5%

血糖控制目标和益处

血糖控制是糖尿病管理的基础，良好的血糖控制可以降低与糖尿病有关的并发症风险。医生会帮助你确定血糖控制目标值。血糖控制目标值是根据个人的需要和具体情况来确定的，确定目标血糖值时通常考虑下列因素：

- 年龄
- 发生低血糖症的严重程度和（或）频率
- 不能察觉出低血糖症或是血糖正在下降（无意识性低血糖）
- 自我管理技巧
- 生活方式
- 个人情况，如目前的疾病、家庭压力
- 存在糖尿病并发症

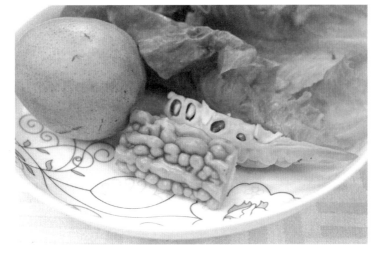

糖化血红蛋白是评估最近 2~3 个月内血糖控制情况的化验指标，是评估和监测整体血糖控制情况的金标准。糖化血红蛋白也用于糖尿病的筛选和诊断。

美国糖尿病学会建议:

● 如果血糖值平稳且达标，应每年至少测 2 次糖化血红蛋白。

● 如果血糖值未达标和（或）治疗方案时常更改，则每年至少测 4 次糖化血红蛋白。

表1-2 糖尿病的控制目标（亚洲－太平洋地区 2 型糖尿病政策组）

项 目			理想	良好	差
血糖	血糖（mmol/L）	空腹	4.4~6.1	≤7.0	>7.0
		非空腹	4.4~8.0	<10.0	>10.0
	HbA1c（%）		<6.5	6.5~7.5	>7.5
血压	血压（mmHg）		<130/80	>130/80~<140/90	>140/90
体重	BMI（kg/m²）	男性	<25	<27	>27
		女性	<24	<26	>26
血脂	TC（mmol/L）		<4.5	>4.5	>6.0
	HDL-C（mmol/L）		<1.1	1.1~0.9	<0.9
	TG（mmol/L）		<1.5	1.5~2.2	>2.2
	HDL-C（mmol/L）*		<2.6	2.6~3.3	>3.3

*2003 年美国糖尿病学会临床指南

并发症

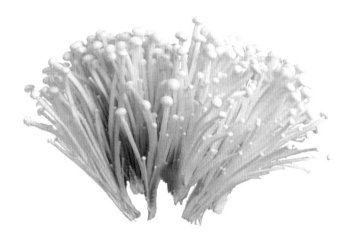

筛查早期有无糖尿病并发症是糖尿病管理和护理的必要部分。筛查和早期发现糖尿病并发症必须个体化，并且要依据临床判断。

常见糖尿病并发症如下。

视网膜病

视网膜病是一种眼部小血管受损导致视网膜病变的疾病。虽然视网膜病好发于青春期后以及患糖尿病时间长达 5~10 年的老患者。但目前的研究发现，该并发症的发生可能要早于青春期，并且发病时间只需 1~2 年。

建议：

● 1 型糖尿病患病时间 3~5 年就应该进行第一次的眼科检查。

● 2 型糖尿病患者在确诊后就应该立即进行第一次的眼科检查。

● 1 型和 2 型糖尿病患者每年随访一次。

了解糖尿病

为了降低肾脏疾病的发生风险和（或）延缓糖尿病肾病的进展，应控制好血糖和血压。筛查有无糖尿病肾病的检查称为微量白蛋白尿检测，是检测尿中微量白蛋白的一种方法。

建议：

● 1 型糖尿病患病时间 5 年以上，应每年筛查一次微量白蛋白尿。

● 2 型糖尿病在确诊后就应该每年筛查一次。

神经病变

神经病变是一种糖尿病影响到神经系统的疾病，可使机体的某些神经受损，最常见的神经病变部位是手和脚。足部并发症的发生风险在患病时间超过 10 年的老患者中会增加。糖尿病诊断后的 10 年内常有明显的临床糖尿病神经病变的发生，其发生率与病程相关。有 60%~90% 的患者通过神经功能详细检查，均有不同程度的神经病变，其中 30%~40% 的患者无症状。在吸烟、40 岁以上及血糖控制差的糖尿病患者中，糖尿病神经病变的发病率更高。高血糖导致神经病变的机制复杂，但良好的血糖控制可以延缓该病的发生与进展。

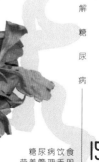

了解糖尿病

2 型糖尿病明显增加发生心血管并发症的危险。美国国家胆固醇教育计划成人治疗组第三次报告认为，糖尿病患者在 10 年内发生冠心病事件的概率大于 20%。导致糖尿病患者冠心病危险性高的原因是多方面的，包括高血糖、高血压、血脂异常、吸烟、高凝状态和炎症因子的参与等。因此，糖尿病患者除积极控制血糖和血压之外，还应重视对包括血脂异常在内的其他冠心病危险因素进行控制。

建议：

● 下列患者在确诊为糖尿病及制订血糖控制计划后，应立即做一次全面的空腹血脂检查：

■ 有糖尿病家族遗传史，TG>2.71mmol/L。

■ 有糖尿病家族遗传史，55 岁以前发生过心脑血管意外。

■ 糖尿病家族遗传史不详。

● 如果血脂在正常范围内（LDL-C<2.58mmol/L），应每 5 年做一次全面的空腹血脂检查。

● 血脂控制目标见表 1-3。

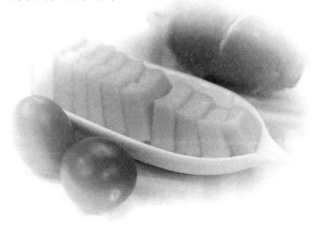

表1-3 血脂控制目标

项　目	良好	一般	不良
总胆固醇(TC, mmol/L)	< 4.2	> 4.5	> 6.0
高密度脂蛋白胆固醇 (HDL-C, mmol/L)	> 1.1	1.1~0.9	< 0.9
甘油三酯(TG, mmol/L)	< 1.5	< 2.2	> 2.2
低密度脂蛋白胆固醇 (LDL-C, mmol/L)	< 2.5	2.5~4.0	> 4.0

引自西太地区2型糖尿病政策组（第3版），2002

高血压

糖尿病和高血压常常合并存在，对心血管系统有极强的危害性。1型糖尿病多在并发肾病变后出现高血压，2型糖尿病往往合并原发性高血压，可以在2型糖尿病发病之前、同时或之后出现。

将血压控制好是关键。

建议：

● 血压一般控制目标为 ≤ 130/80 mmHg。

● 老年人血压应 ≤ 140/90 mmHg。

● 若24小时尿白蛋白 ≥ 1g，血压应 ≤ 125/75 mmHg。

● 糖尿病患者应当从血压 ≥ 130/80 mmHg 时开始干预。

深入了解 1 型糖尿病

定义和症状

当胰腺只能合成少量或无法合成胰岛素时就会发生 1 型糖尿病。人的机体将摄取的食物中的碳水化合物分解为葡萄糖。胰岛素是一种由胰腺合成的、能帮助葡萄糖转化为热量的激素。1 型糖尿病患者必须注射胰岛素才能存活。1 型糖尿病患者每天应至少测 4 次血糖，并且保证食物摄入量、体力活动与胰岛素的剂量之间保持平衡, 这样才能维持和控制血糖水平。

高血糖和 1 型糖尿病的症状包括 :

■ 尿频、儿童尿床   ■ 时常感到饥饿

■ 恶心、呕吐   ■ 呼吸困难

■ 极度口渴   ■ 视力模糊

■ 胃痛、胃痉挛   ■ 虚弱无力

■ 呼吸带有甜甜的水果味   ■ 皮肤潮红

■ 皮肤干燥、瘙痒   ■ 意识模糊

■ 疲倦   ■ 无法集中精神

■ 原因不明的体重减轻

了解 1 型糖尿病的症状很重要。高血糖的症状可能被忽视，因此会延误 1 型糖尿病的诊断时机。早期发现症状、诊断无误以及运用正确的治疗方法可降低致命的糖尿病酮症酸中毒的发生风险。有关高血糖症的内容请参阅第 9 章和第 10 章。

刚被确诊为 1 型糖尿病的患者通常会经历一段"蜜月期"。在蜜月期间，患者的胰岛素需要量可能会急剧减少。这是因为患者的胰腺能够暂时发挥一些功能。"蜜月期"的长短因人而异。

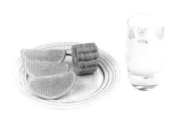

　　胰岛素是一种由胰腺分泌的激素。胰岛素的功能是促进生长发育及调节机体血糖水平。胰岛素的类型有很多，每种胰岛素在体内的起效时间、高峰时段和持续时间等各不相同。表 1-4 对各种类型胰岛素做了详细的说明。为了减少出错，始终要查看标签以确保胰岛素的类型正确无误。

表1-4 胰岛素的类型

胰岛素类型	外观	起效时间	高峰时段	持续时间	基础胰岛素/餐前大剂量胰岛素
速效					
赖脯胰岛素 (Humalog) 门冬胰岛素 (Novolog) 赖谷胰岛素 (Apidra)	澄清	5~15分钟	1~2小时	3~4小时	餐前大剂量胰岛素
短效					
优泌林或诺和灵	澄清	30~60分钟	2~4小时	6~10小时	餐前大剂量胰岛素
中效					
中性鱼精蛋白胰岛素（优泌林或诺和灵）	混浊	1~2小时	4~8小时	10~20小时	基础胰岛素
长效					
甘精胰岛素	澄清	1~2小时	几乎呈一条直线	持续24小时	基础胰岛素
地特胰岛素	澄清	1~2小时	6~8小时	12~24小时	基础胰岛素

基础胰岛素
和餐前大剂量胰岛素

基础胰岛素可使机体在未进食的情况下（两餐之间和夜间）保持血糖水平的平稳。

餐前大剂量胰岛素是在餐前注射、用来降低餐后血糖水平的最佳药物，可以随时降低血糖水平。

胰岛素治疗方案

注射的胰岛素剂量因人而异。胰岛素治疗方案取决于个人的情况，如每日作息规律、用餐时间、运动、年龄、有无低血糖史、血糖监测频率以及接受多次注射的意愿等。许多患者使用强化胰岛素治疗方案，这样可以尽可能模拟机体正常胰岛素的分泌。强化胰岛素治疗方案需要每天注射 3~5 针或更多，这样可以灵活安排用餐时间、摄取的食物和运动量等。

血糖监测

自我监测血糖是了解血糖水平的最佳方法。血糖监测可使患者了解一天内任何时间的血糖水平。血糖监测有助于评估胰岛素的降血糖效果，并可提供血糖变化的模式等有用信息。自我血糖监测可增强患者自我管理的能力，促使患者不断地向良好的生活方式转变。同时监测血糖有助于及时发现需要密切观察的糖尿病急性并发症。

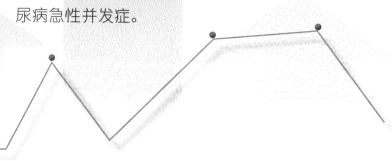

建议以下内容纳入血糖监测体系中：

■ 糖尿病的类型

■ 血糖波动

■ 治疗方法（如口服降糖药、胰岛素、饮食和
   运动）

■ 调整药物、胰岛素的剂量

■ 低血糖的发生频率

■ 低血糖的无意识性程度

■ 应激状态

■ 患其他疾病

1 型糖尿病患者每天应至少测 4 次血糖：三餐前和临睡前。

血糖检测时间及其结果所提供的重要信息：

● 空腹血糖（早餐前）：表明基础胰岛素的效果。

● 餐前血糖（午餐和晚餐前）：表明早餐和午餐时注射
   的餐前大剂量胰岛素的效果。

● 餐后 2 小时血糖（早餐、午餐和晚餐等正餐后）：
   表明用餐前注射的餐前大剂量胰岛素是否能完全覆
   盖所摄入的食物中的碳水化合物。

● 睡前血糖（临睡前）：表明晚餐前注射的餐前大剂量
   胰岛素的效果，并据此决定是否需要加睡前点心。

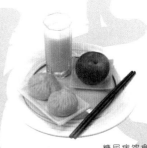

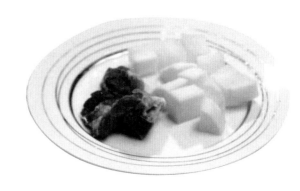

健康的饮食

糖尿病患者都应该吃健康的饮食。糖尿病没有需要禁忌的食物。血糖控制良好的关键是定时定量、全天均衡分配含有碳水化合物的食物。每位患者都应制订一份适合自己的饮食计划。这份饮食计划应包括用餐时间、食物种类和数量等以满足营养需求。制订饮食计划需要考虑目前的运动量、药物和（或）胰岛素治疗方案以及目标体重等。饮食计划可以确保你能获得充足的热量及均衡的营养。1 型糖尿病患者可使用基础碳水化合物计数法或高级碳水化合物计数法来制订饮食计划，这是一种可使饮食多样化的方法。有关碳水化合物计数法请参见第 3 章。

运动

运动是 1 型糖尿病患者健康生活方式的基本部分。体育锻炼可减少用于控制血糖水平的胰岛素用量。但是，体育锻炼也会增加发生低血糖症的风险，发生时间可能在运动后的 24 小时之内。患者进行体育锻炼之前，应先测血糖以防止低血糖症的发生。血糖的检测结果可以作为额外增加碳水化合物摄入量和(或)减少胰岛素用量的参考依据。

如何降低由于体育锻炼可能导致的低血糖症的风险：

■ 减少或调整胰岛素的剂量

■ 在运动前、运动中、运动后额外增加碳水化合物的摄入量

■ 携带升血糖速度快的食物以应对低血糖症

在进行额外增加的运动过程中或之后，可能会发生低血糖症（< 4mmol/L）。在运动前、运动中、运动后各测一次血糖有助于确定是否需要额外增加碳水化合物的摄入量来维持血糖水平。使用胰岛素泵的患者在进行高强度的运动时，通过临时性的减少基础胰岛素剂量，或关闭胰岛素泵阻止胰岛素进入体内的方法来减少胰岛素的剂量。及时检测血糖、摄入充足的碳水化合物和调整胰岛素剂量可有效地降低运动后发生低血糖症的风险。

如果患者血糖高，且酮体阳性是不可以进行体育锻炼的。有关运动的更多内容，请参阅第8章。

深入了解 2 型糖尿病

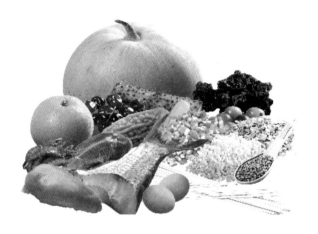

定义和症状

2 型糖尿病的发病有越来越年轻化的趋势。当胰腺无法分泌足够的胰岛素或者机体无法有效利用胰岛素时就会发生 2 型糖尿病。2 型糖尿病通常进展较慢，症状可能有也可能没有。高血糖症和 2 型糖尿病的常见症状包括：

- 尿频、儿童尿床
- 极度口渴、口干
- 呼吸带有甜甜的水果味
- 疲劳
- 总感觉饥饿
- 视力模糊
- 皮肤发红
- 注意力不集中
- 恶心、呕吐
- 胃痛、胃痉挛

- 皮肤干燥、瘙痒
- 原因不明的体重下降
- 呼吸困难
- 身体虚弱
- 思维混乱
- 意识不清
- 黑棘皮症（常见于 2 型糖尿病）
- 酵母菌感染或其他感染

2 型糖尿病的常见症状之一黑棘皮症，即在皮肤褶皱处可见颜色变黑、增厚、易破溃，特别是颈部和腋下。常常会将这些颜色加深、皮肤增厚的地方误认为是没有洗干净，而且这些地方又总是很隐秘或是有衣物遮挡。这种皮肤的变化通常是胰岛素抵抗的信号。

2 型糖尿病患者的基本治疗方法是培养良好的生活习惯、选择健康的食物和运动。有时为控制好血糖，需要使用口服降糖药和（或）胰岛素。

血糖监测

自我血糖监测是糖尿病管理的有效手段。血糖监测有助于了解高血糖和（或）低血糖的变化模式。血糖监测也有助于发现糖尿病急性并发症。有时 2 型糖尿病患者需要测餐后血糖以确定口服降糖药的降血糖效果。使用强化胰岛素治疗方案的 2 型糖尿病患者通常需要监测餐前的血糖水平。

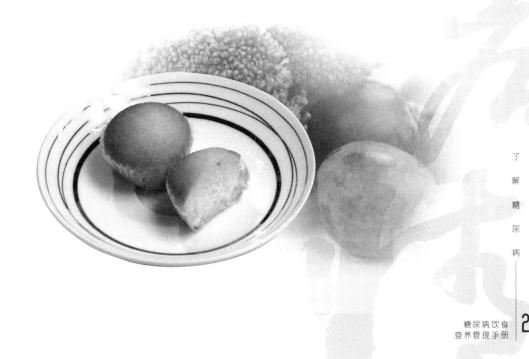

健康的饮食

2 型糖尿病的治疗饮食是健康的平衡膳食，没有任何需要禁忌的食物。血糖控制良好的关键就是定时定量（尤其是含有碳水化合物的食物）、均衡分配（例如每天三顿正餐加点心）。用餐次数减少会使代谢变慢，出现血糖波动，之后又可能会导致进食过量，因此少量多餐更加有利于血糖控制。开始吃健康的饮食及养成运动的习惯可减轻胰岛素抵抗，提高代谢速度，维持健康的体重。

超重或肥胖的 2 型糖尿病患者减轻体重对血糖控制非常有帮助。

每位 2 型糖尿病患者均要制定一份饮食计划。这份饮食计划应包括用餐时间、食物种类和摄入量等。健康的饮食计划必须是个体化的，制定时要考虑下列因素：

■ 目前降糖药和（或）胰岛素的治疗方案

■ 目前血糖水平和糖化血红蛋白的水平

■ 体重管理目标

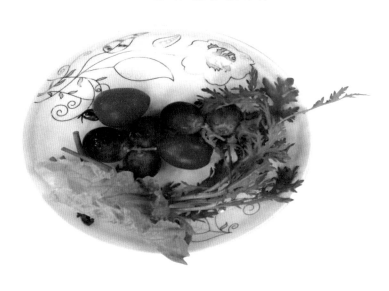

2 型糖尿病患者如果生活方式变得更健康，例如选择健康的食物、增加运动量，但还是无法使血糖下降，那么未服降糖药者可能就需要服用降糖药了；已服用降糖药的患者可能需要调整药物剂量，从而使血糖控制良好。二甲双胍是一种可用于 2 型糖尿病的降糖药。二甲双胍可帮助机体利用胰岛素及减少肝糖原释放入血。表 1-5 列出了用于治疗 2 型糖尿病的常见降糖药。

表 1-5 治疗 2 型糖尿病的常见降糖药物

药物类别	药物作用时间段	建议自测血糖的时间	最有可能发生低血糖的时间段
磺脲类	空腹和餐后	2~3次/天，特别是空腹的时候	餐后4~6小时及禁食的时候
格列奈类	餐后	餐后2小时	餐后2~3小时
双胍类	空腹	空腹	如果单独使用，一般不会发生
糖苷酶抑制剂	餐后	餐后2小时	如果单独使用，一般不会发生
噻唑烷二酮类	空腹和餐后	2~3次/天，特别是空腹的时候	与磺脲类或胰岛素联合使用；运动后

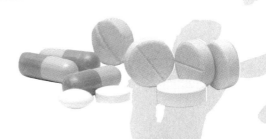

胰岛素

2型糖尿病患者在采取了改变饮食、增加运动量、服用降糖药等治疗措施后，仍然不能将血糖降到目标范围内时，治疗计划中可能就要加入胰岛素了。

小结：

● 糖尿病就是血糖水平无法自主调节。

● 血液中的葡萄糖来源于经消化吸收的富含碳水化合物的食物和饮料，也可由肝脏合成。

● 胰岛素是体内唯一降低血糖的激素，促使血液中的葡萄糖进入到细胞中提供能量。

● 目前尚不清楚1型糖尿病的发病原因，普遍认为与自身免疫反应有关。

● 糖尿病的症状包括：多尿、多饮、疲劳、毫无原因的体重下降、鹅口疮或外阴瘙痒、伤口愈合延缓及视力模糊等。

● 良好的血糖控制从长远看可降低并发症的发生风险，如心脏病、脑卒中（中风）、失明、肾病和截肢等。

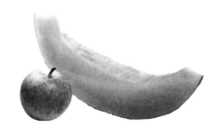

糖尿病健康饮食

本章将讨论

- 糖尿病饮食误区

- 为什么血糖会升高

- 食物对血糖的影响

- 糖尿病健康饮食

糖尿病饮食误区

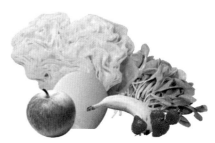

误区1 医生，哪种食物能降血糖

这是糖尿病患者最想知道的一件事，也是糖尿病饮食方面最常见的误区。食物只是提供我们身体所需要的各种营养素，并不具有神奇的像药物一样能降低血糖水平的作用。在了解了下面有关饮食是如何影响血糖的知识之后，你就不会再去寻找这种神奇的食物了。

误区2 主食吃得少

在营养师的日常咨询指导工作中，常常听到患者说：

"我现在尽量少吃饭"

"我现在甜食都不吃了"

"我现在只吃青菜，没吃饭"

"我现在饭吃得很少，尽量多吃菜"

若再继续问"您这样吃多久了？"答案常常是"好几年了！"。

这是错误的。米、面及薯类等主食的主要营养成分是淀粉，甜食中含有大量的精制糖，这些都是碳水化合物，的确会影响血糖水平。但是，目前的糖尿病饮食指南建议碳水化合物的摄入量应达到总热量的55%~65%，即必须根据身体情况及体力活动强度，进食适量的主食。如果主食摄入不够，不仅会影响血糖控制，而且会造成其他健康问题。

主食摄入量不足对身体的不良影响：

● 葡萄糖为体内热量的主要来源，如果摄入碳水化合物过少，葡萄糖来源缺乏，体内供能时必然要分解脂肪和蛋白质。

■ 体内脂肪分解，则酮体产生增多，若同时存在胰岛素分泌量不足，或拮抗胰岛素的激素分泌量增多，则会发生致命的糖尿病酮症酸中毒。

■ 若长期体内蛋白质分解，则会日益消瘦、乏力、抗病能力低下，极易继发各种感染等症状。

● 在饥饿状态下，体内升高血糖的激素如胰高血糖素、儿茶酚胺等可使糖原分解作用和糖异生作用增强，引起低血糖后的反应性高血糖，以补充血液中葡萄糖的不足。所以在临床上经常会遇到有些糖尿病患者虽然没有吃饭，血糖仍然很高的现象。这种低血糖后的反应性高血糖同样会产生葡萄糖毒性作用，同样难以纠正，而且常常给医生和患者提供错误的信息。

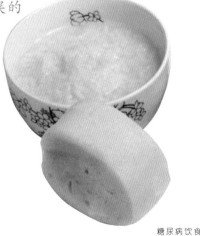

误区 3
注重单个食物的选择，而不是整体饮食计划

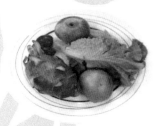

很多患者很关注具体的某种食物能不能吃，因而几乎每一位患者都形成了自己的一种饮食"忌口"，如有的人不吃水果，有的人不吃卷心菜，还有的人不吃肉等等。造成这种情况的原因是，不知道饮食中何种成分影响血糖，更不知道如何通过饮食来控制血糖。

糖尿病饮食没有需要禁忌的食物。饮食中影响血糖水平的成分主要是碳水化合物，很多食物均含有这种成分，只"忌口"某一种或几种食物是无法控制血糖的。也就是说，要把一天饮食中的所有含有碳水化合物的食物作为一个整体来考虑，才能有效地控制血糖。

误区 4
忽略饮食中影响血糖的主要成分，特别在乎食品中添加的精制糖

有些患者在购买食品时，一看标签上注明含有糖，就放弃这种食品了。事实上，这是明智的，因为精制糖是简单碳水化合物，被身体吸收的速度非常快，的确会影响血糖。因此，糖尿病饮食原则之一就是尽可能地减少精制糖的摄入。

但是，从一天的整体饮食来看，主食及其他类食物中影响血糖的碳水化合物数量远远多于精制糖。首先应该抓主要矛盾，对这部分碳水化合物进行精确的控制，然后考虑次要矛盾，即精制糖的问题。如果忽略饮食中影响血糖的主要成分，再怎么避免精制糖的摄入，血糖也是控制不好的。

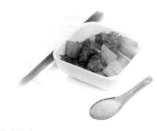

误区 5
体重超重的患者不减体重

肥胖是诱发 2 型糖尿病的一个重要原因，成年糖尿病患者中有 60%~80% 的在发病前为肥胖者，肥胖的程度与糖尿病的发病率呈正比。中度肥胖者糖尿病发病率比正常体重者高 4 倍，而极度肥胖者则要高 30 倍，而且腹部肥胖较臀部肥胖者发生糖尿病的危险性更大。根本原因在于，肥胖者的胰岛素受体减少，对胰岛素的敏感性减弱，因而不能有效消耗和分解体内的葡萄糖，容易患糖尿病。

在已经诊断为 2 型糖尿病的人群中，有 80% 是肥胖者。因此，各医学机构的糖尿病指南均建议，体重超重或肥胖的糖尿病患者一定要减轻体重。

减轻体重的根本方法：

- 饮食：减少热量的摄入。
- 运动：增加热量的消耗。

误区 6
没有一日营养饮食计划

大多数糖尿病患者每天的饮食没有规律，不清楚自己的身体对各种营养素的需求究竟是多少，想怎么吃就怎么吃，这样是很难控制血糖的。因为这会造成血糖大幅度的波动，无法准确计算药物剂量或食物数量。

无论是通过药物还是通过饮食来控制血糖，首先要使血糖平稳下来，然后通过药物、饮食和（或）运动来使血糖降到目标范围内，这就需要制订适合自己的各种计划，包括饮食计划、药物治疗计划、运动计划等。事实上，很多患者没有饮食计划的概念，从不制订"糖尿病饮食计划"，使得血糖控制很困难。

糖尿病健康饮食

误区 7
不知道糖尿病健康饮食究竟是怎样的

2型糖尿病是不良生活方式包括不良饮食习惯所导致的疾病。无论是1型糖尿病，还是2型糖尿病，非药物治疗的策略就是改变不良的生活方式，包括建立科学的饮食结构，养成良好的饮食习惯。

糖尿病饮食是平衡膳食，与健康人没有太大差别。事实上，很多患者并不知道健康的平衡膳食究竟是怎样的，依然坚持自己的不良饮食习惯，同时遵守一条、两条糖尿病饮食原则，有时遵守的原则可能是错误的，而不是从饮食的整体去制订计划，这样无法进行糖尿病的自我管理。

糖尿病的饮食营养是复杂的，不是仅遵照一句话就能有效地控制血糖。糖尿病的饮食营养，科学界认为没有一个绝对的标准饮食，而是要根据自己的病情、身体情况（身高、体型）及血糖、血脂、血压等控制目标、使用药物情况以及生活情况（如体力活动）等来制订适合自己的各种治疗计划，方能事半功倍地控制血糖。本书正是告诉你如何制订饮食治疗计划来有效地控制血糖。

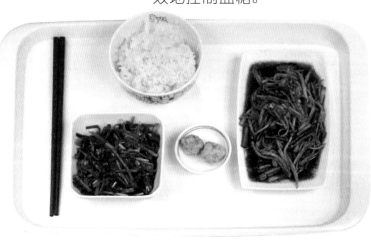

为什么血糖会升高

血糖即血液中的葡萄糖。血糖是人体活动所需热量的主要来源，其中全天总热量的 55%~65% 应由膳食中的碳水化合物供给。在正常情况下血糖保持动态平衡，空腹血糖 3.9~6.1mmol/L、进食后最高不超过 7.8mmol/L。

血糖来源为：

● 食物：食物中的碳水化合物在胃肠道被淀粉酶分解、消化，转变为葡萄糖，然后吸收入血，这是血糖最主要的来源。

● 体内肝糖原分解：短时饥饿后，肝脏中储存的糖原分解成葡萄糖进入血液。

● 体内糖异生作用：在较长时间饥饿后，氨基酸、甘油等非糖物质在肝脏内合成葡萄糖以补充血糖。

● 氧化分解：血液中的葡萄糖被运送到组织，在组织细胞中通过有氧氧化和无氧酵解产生三磷酸腺苷，为细胞代谢供给能量，这是血糖的主要去路。

● 合成糖原：进食后，肝脏和肌肉等组织将葡萄糖合成糖原储存起来。

● 转化成非糖物质：转化为甘油、脂肪酸以合成脂肪；转化为氨基酸以合成蛋白质。

● 转变成其他糖或糖衍生物，如核糖、脱氧核糖、氨基多糖等。

● 血糖浓度高于肾阈值（8.9~9.9mmol／L）时可随尿排出一部分。

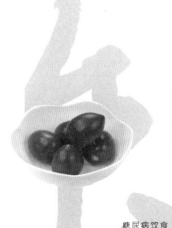

糖尿病健康饮食

机体如何调节血糖浓度

血糖浓度能被维持在恒定范围内是因为血糖的来源与去路始终处于动态平衡。血糖浓度的相对恒定对保证组织器官、特别是大脑的正常生理活动具有重要意义。人体具有高效调节血糖浓度的机制，这种机制包括了肝脏、肌肉等组织器官以及激素和神经对血糖浓度的调节。

机体调节血糖的机制

● 肝脏、肌肉等器官

■ 肝脏：进食后，肝脏将血糖以肝糖原的形式贮存起来；在空腹状态下，肝脏将贮存的糖原分解为葡萄糖以补充血糖。另外，肝脏还可通过糖异生作用维持禁食状态下血糖浓度的相对恒定。

■ 肌肉：利用血糖合成肌糖原。

● 激素

■ 降低血糖的激素：胰岛素。

■ 升高血糖的激素：肾上腺素、胰高血糖素、糖皮质激素和生长素等。

● 神经

■ 当血糖浓度低于正常值时，交感神经兴奋，可使肾上腺素的分泌增加，从而使血糖浓度升高。

■ 当血糖浓度低于正常值时，迷走神经兴奋，肝糖原合成增加，使血糖水平降低。

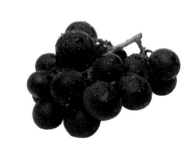

食物对血糖的影响

食物中的碳水化合物，包括淀粉、精制糖等在胃肠道以葡萄糖的形式被吸收进入血液后就形成血糖了。也就是说，食物只要含有碳水化合物，无论是化学结构复杂的淀粉，还是结构简单的精制糖，如蔗糖、葡萄糖等，就会改变血糖水平，差别在于淀粉被消化、吸收后转变为血糖的速度慢，而精制糖转变为血糖的速度快。那么它们能使血糖水平升高多少呢？这取决于你吃的食物中含有多少碳水化合物，通常以克来计量。

记住：

● 谷类主食、蔬菜、水果、乳制品等四类食物含有碳水化合物。

● 肉、鱼、蛋、豆类及油脂类几乎不含碳水化合物。

在这里要介绍营养学上一个重要的研究结论，并对该结论进行解读：

> 食物中碳水化合物的数量对血糖的影响要比食物种类更加重要。

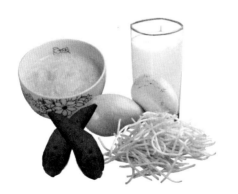

含有碳水化合物

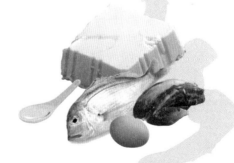

不含有碳水化合物

解读 1
碳水化合物的数量决定
餐后血糖的最高值

你所吃的食物中，只有谷类主食、蔬菜、水果、乳制品等食物含有碳水化合物，这些食物的摄入量决定了碳水化合物的摄入量，也就决定了你的餐后血糖水平最高值能达到多高。

例如，切片面包属于谷类主食类，含有碳水化合物，会影响血糖水平。假如前天早餐你只吃了一片，而昨天你吃了两片，均检测餐后血糖，结果肯定是昨天的血糖峰值高于前日。

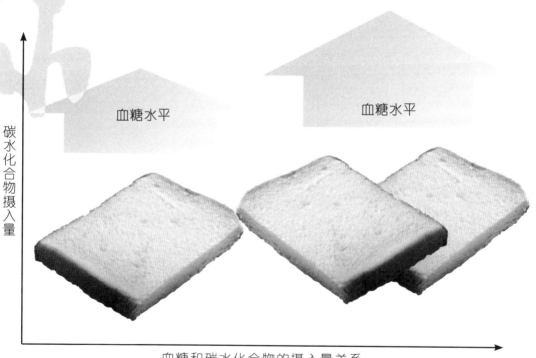

血糖水平　　　　　　　血糖水平

碳水化合物摄入量

血糖和碳水化合物的摄入量关系

食物种类对血糖的影响是指不同的食物所含有的碳水化合物被消化、吸收后转变为血糖的速度不同。

例如，切片面包是精加工面粉所制，膳食纤维的含量低。假如你昨日早餐只吃 2 片切片面包，碳水化合物含量为 30 克。今天早餐吃了 2 个杂粮馒头（每个重 35 克），其中的碳水化合物含量也是 30 克。检测餐后血糖，你会发现血糖最高值与昨日一样，但是最高值到达的时间不一样，吃杂粮馒头餐后血糖最高值到来的时间要比吃切片面包晚。也就是说，食物中碳水化合物的数量决定血糖的水平最高值，食物的类别决定碳水化合物转变为血糖的速度的快慢。

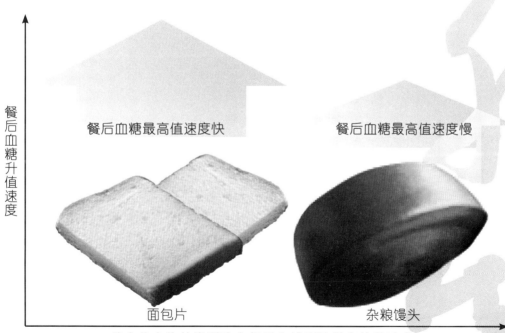

餐后血糖升值速度

餐后血糖最高值速度快

餐后血糖最高值速度慢

面包片

杂粮馒头

碳水化合物的类型决定餐后血糖到达最高值的速度

解读 3 升糖指数（GI）

营养学上根据含碳水化合物的食物被消化、吸收、转变为血糖的速度不同提出了升糖指数（GI）的概念。美国糖尿病学会和美国营养师协会的指南均建议，在确定一日所需碳水化合物的数量之后，根据升糖指数来选择食物。

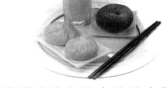

根据升糖指数来选择食物

解读 4
糖尿病饮食计划的首要任务是确定碳水化合物的数量

在制订饮食计划时，首先要考虑的是每一餐应该摄入的碳水化合物的数量。在确定了数量之后，应考虑选择消化吸收慢的食物种类。

但是，很多患者只注重食物种类的选择，根本不考虑碳水化合物的摄入数量。例如，有些患者从不吃粥，认为"粥会使血糖升高"。这是错误的。同等数量的大米做成米饭或粥，餐后血糖最高值是一样的，因为碳水化合物含量一样。但粥中碳水化合物转变为血糖的速度要比米饭快。

吃米饭，还是吃粥？

正确做法是：

先确定能吃多少大米，即确定碳水化合物的数量，然后尽可能地选择米饭。

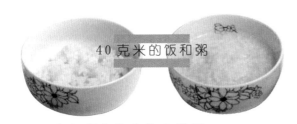

40 克米的饭和粥

确定碳水化合物的数量

糖尿病的健康饮食

一些糖尿病患者认为控制饮食就可以控制病情，却不注意营养的均衡性，致使体质下降，抵抗力降低，发生并发症。为避免这种情况，就要做到既通过饮食控制血糖，又能得到足够的营养。达到这一目的的唯一方法就是平衡膳食。

什么样的饮食
才算是平衡膳食

饮食之道，最重要的是均衡和适量，因为每样食物所含的营养素各有不同。要搞清楚糖尿病的健康饮食究竟是怎样的，首先要搞清楚食物在营养学上是如何分类的，然后要知道每一类食物自己一天能吃多少。只有通过学习食物的分类原则，了解各类食物对血糖的影响方式和程度，遵循权威医疗机构的饮食营养建议来选择食物，才能做到营养均衡，血糖控制更理想。

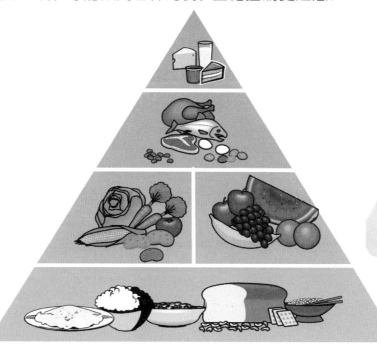

食物分类

食物分为六大类，即谷类主食、蔬菜类、水果类、乳制品类、肉鱼蛋豆类及油糖盐类等。糖尿病患者认识并掌握这种食物分类方法及每日各类食物摄入数量等知识是进行饮食控制血糖的关键。

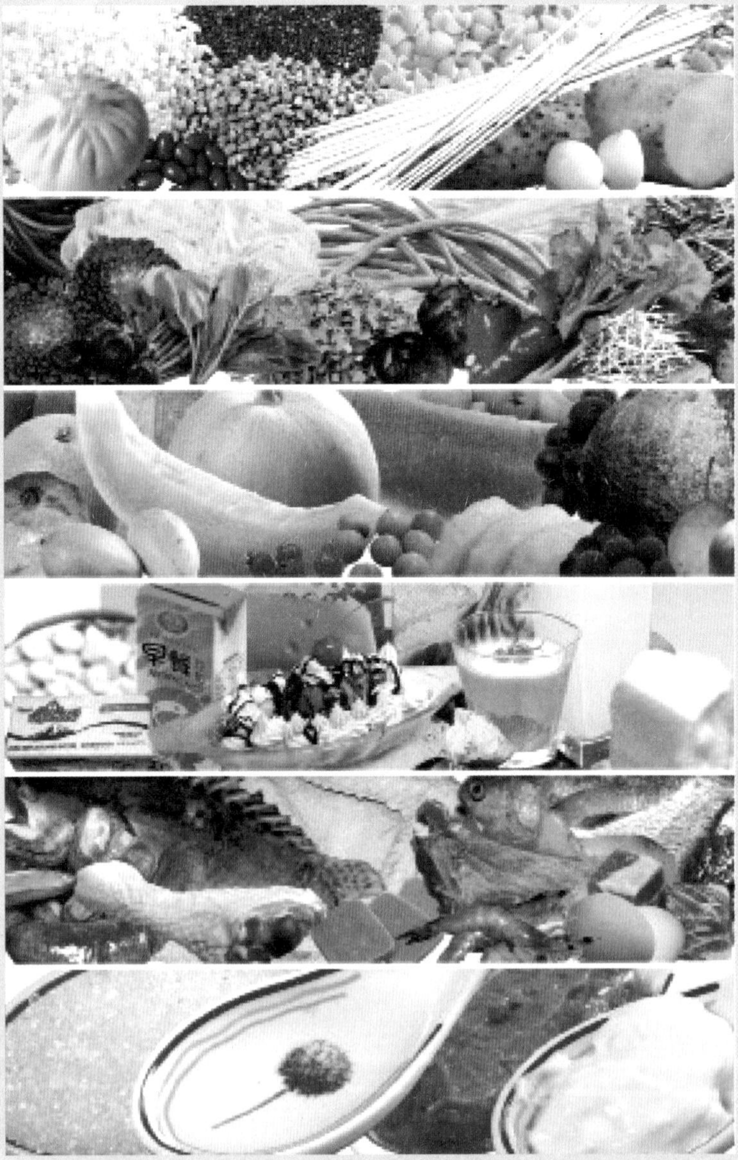

谷类主食

蔬菜类

水果类

乳制品类

肉鱼蛋豆类

油糖盐类

　　淀粉类食物即五谷根茎类食物，如米饭、面条、米粉、玉米、地瓜（红薯）、马铃薯、莲子、莲藕、薏（苡）仁、红豆、绿豆、山药、馒头、面包、苏打饼干、萝卜糕、小汤圆、方便面、油条、烧饼等。这类食物的主要成分为碳水化合物。

特别需要注意:

● 土豆、红薯、山药、荸荠、莲藕、南瓜、玉米和芋头等，是可以入菜的食物，但是并不属于蔬菜类，而是属于富含淀粉的主食类食物。

● 富含淀粉的主食类食物是米、面的替代品。也就是说，吃了这些食物，米饭类主食应作相应的减少。

吃含淀粉的蔬菜，米饭类主食应相应减少

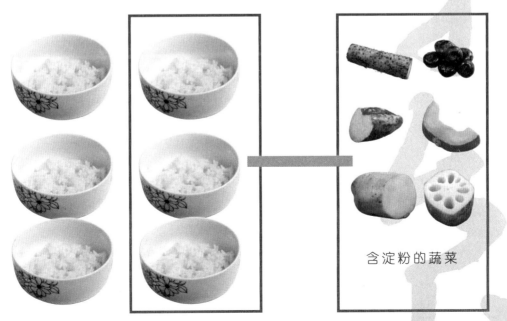

含淀粉的蔬菜

糖尿病患者主食要吃够

很多糖尿病患者认为主食吃得越少越好。这种观点错得很远，所造成的后果也非常严重。

我们每日吃进去的主食，如大米、面粉、玉米面、红薯等，均含有大量的碳水化合物，合理控制碳水化合物的摄入量是糖尿病患者饮食治疗的关键。

《中国糖尿病防治指南》认为，碳水化合物所提供的能量应占到每天所摄入能量总量的55%~65%。即每日主食的摄入量为300~500克（3~6碗）。建议多选择全谷类食物，如糙米、胚芽米、全麦面粉等。

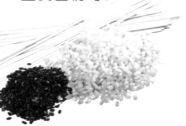

一天的总热量

碳水化合物的摄入量
55%~65%

主食 300~500 克

粗杂粮有利于糖尿病控制

用粗杂粮代替部分细粮有助利于血糖控制，可尽量选择粗杂粮及杂豆类作为主食或主食的一部分。燕麦、荞麦、大麦、红米、黑米、赤小豆、扁豆等可明显缓解餐后高血糖状态，减少24小时内血糖的波动，降低空腹血糖，减少胰岛素分泌。

但记住：食物中碳水化合物的数量比食物种类更加重要。

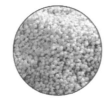 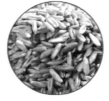 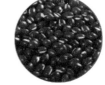 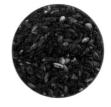

有益的粗杂粮

　　蔬菜含丰富的纤维素、维生素和矿物质，如维生素 A 和维生素 C、钾、叶酸、镁、钙、膳食纤维等。常见的蔬菜有菠菜、苋菜、高丽菜、空心菜、青菜、茼蒿、青椒、茄子、花菜、番茄、芦笋、玉米笋、海带、木耳、紫菜、豆芽、竹笋、冬瓜、丝瓜、萝卜、洋葱、四季豆、甜豌豆、香菇、洋菇、金针菇等等。

　　多选择深色蔬菜如菜心、菠菜、蕃茄等，可帮助摄取更多维生素和矿物质。烹饪时应避免把蔬菜煮得太久，以减少营养素的流失。有咀嚼困难的老年人可以把蔬菜切成小段，以帮助咀嚼。每天应吃 300 克以上，并至少要有 100~200 克以上的深绿色及深黄、红色的蔬菜，它们的维生素及矿物质的含量比浅色蔬菜更丰富。

蔬菜每天至少 400 克以上
深色蔬菜每天至少 100~200 克

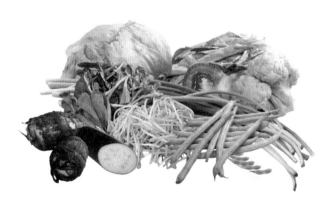
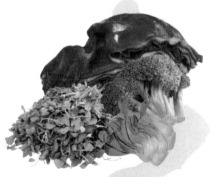

糖尿病健康饮食

蔬菜与水果的比较

除鲜枣、山楂、猕猴桃、柑橘等维生素C含量特别多以外，很多水果中维生素和矿物质的含量不如蔬菜，尤其不如绿叶蔬菜。但水果含有的葡萄糖、果糖、柠檬酸、苹果酸、果胶等物质比蔬菜丰富。因此，糖尿病患者可以放心吃蔬菜。吃水果时，应计算水果中的碳水化合物（果糖、葡萄糖），并相应减少主食摄入量。

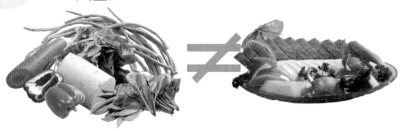

蔬菜中碳水化合物较少，可放心吃　　　水果含碳水化合物（果糖）

维生素补充剂不能替代蔬菜

蔬菜，尤其是深色的蔬菜含有丰富的维生素，是人体所需维生素的主要来源之一。生活中，很多人在吃蔬菜比较少时，会通过吃维生素补充剂来补充维生素。这种做法是错误的，维生素补充剂不能代替蔬菜。这是因为蔬菜中的维生素是按照一定比例存在的天然成分，而维生素补充剂多数是人工合成的，两者在性质上会有所差别。蔬菜中还含有一些虽然不是维生素但对人体健康有益的天然物质，如生物类黄酮、叶绿素等。当然蔬菜中还含有矿物质、微量元素、纤维素等非维生素类营养成分，营养更全面。

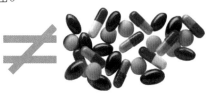

糖尿病健康饮食

用粗杂粮代替部分细粮有助利于血糖控制，可尽量选择粗杂粮及杂豆类作为主食或主食的一部分。燕麦、荞麦、大麦、红米、黑米、赤小豆、扁豆等可明显缓解餐后高血糖状态，减少 24 小时内血糖的波动，降低空腹血糖，减少胰岛素分泌。

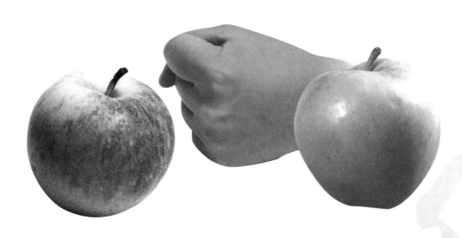

每天吃 2 份水果
（一个拳头大小的苹果相当于一份水果的量）

糖尿病患者能吃水果吗

许多糖尿病患者不吃水果。吃不吃水果，完全根据自己的病情而定，并不是患有糖尿病，就什么水果也不能吃了。

水果口感好，还能补充维生素等营养素。水果中含有大量的化学结构简单的碳水化合物（果糖、葡萄糖），对血糖有影响。然而，水果也是平衡膳食中一个重要的食物类别，糖尿病患者要构建自己的平衡膳食，必须要吃水果。那么糖尿病患者如何吃水果呢？

水果类吃得巧

- 糖尿病患者在吃水果时，应按照碳水化合物计数法，计算水果中的碳水化合物（果糖、葡萄糖）含量，并相应减少主食摄入量（见第4章）。

- 不要在餐后立即吃水果，应在两顿正餐之间吃水果，即作为营养加餐。此时，餐后血糖开始下降，吃一份饮食计划之内的水果不会使血糖峰值更高。

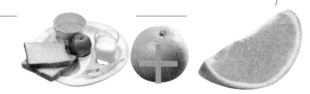

喝果汁不能等同于吃完整的水果

膳食纤维对人体的健康极为重要，分为可溶性和不溶性两类：

以果胶为代表的可溶性纤维有预防和减少糖尿病、心血管疾患的保健功效。

不溶性纤维具有刺激肠道蠕动和促进排便的作用，有利于预防胃肠道系统的病变。

膳食纤维对老年人尤为重要，因为老年人的胃肠功能普遍下降，肠蠕动缓慢，肠内乳酸菌减少，因而应保持进食适量的膳食纤维，特别是粗纤维，是治疗便秘、预防肠道疾病必不可少的保健措施。

膳食纤维还可影响血糖水平，减少糖尿病患者对药物的依赖性，并有防止热量过剩、控制肥胖的作用，还可以预防胆结石并有降低血脂的功效。

水果如果制成果汁，则其纤维含量就大大减少了。因此说，喝果汁不等同于吃水果，更不能用喝果汁来代替吃完整的水果。

乳制品类可提供蛋白质、部分热量、维生素（特别是充足的维生素 B_2）和钙质等。以中国人的饮食习惯，如果不吃乳制品类食物，钙质与维生素 B_2 的摄取量容易不足。每天应喝 1~2 杯奶制品，以低脂或脱脂奶为主。

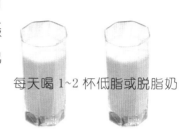
每天喝 1~2 杯低脂或脱脂奶

糖尿病患者要喝牛奶

乳制品中含有大量的碳水化合物（乳糖），会影响血糖水平。但是，乳制品类是平衡膳食中非常重要的食物类别，所含有的营养素种类和数量是其他类别的食物所无法替代的，不仅含有丰富的微量元素、优质的蛋白质、丰富的钙，还含有大量的维生素，特别是维生素 A、维生素 B_2、维生素 D 等，从其他类食物较难以获得。所以乳制品类食物是平衡膳食结构中不可缺少的食物。

糖尿病引起骨病的原因

糖尿病可导致骨质疏松症，即糖尿病性骨病。

因血糖、尿糖增高，导致渗透性利尿，大量的钙从尿中排出，进而血钙降低。当肾脏失钙过多，肠钙吸收减少时，甲状旁腺可发生继发性功能性亢进，引起骨膜下骨质吸收，从而发生骨质疏松、骨皮质变薄，纤维性骨炎、骨盆畸形乃至病理性骨折等。

但是，糖尿病患者要记住，每份牛奶 240 毫升含有 12 克碳水化合物，根据碳水化合物计算法，应将所喝牛奶中的碳水化合物计入每日碳水化合物摄入的总量中，且酌减主食量。

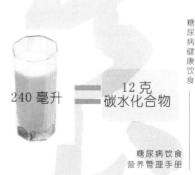
240 毫升 ＝ 12 克碳水化合物

豆奶不能替代牛奶

糖尿病患者大多缺钙，特别是老年糖尿病患者。牛奶中含有丰富的钙，人体易吸收。每日喝 1~2 杯牛奶，对钙的补充有很大意义。

牛奶属于动物性食物，豆奶属于植物性食物。豆奶与牛奶相比，蛋白质含量与牛奶相近，但维生素 B_2 只有牛奶的 1/3，烟酸、维生素 A、维生素 C 的含量则为零，铁的含量较高，但不易被人体吸收，钙的含量也只有牛奶的一半。从营养素含量来看，1 千卡（4.18 千焦）热量的牛奶中，有 188 毫克的胆固醇，豆奶则不含胆固醇，饱和脂肪酸也较低，这也是喝豆奶要比喝牛奶或吃奶粉更有利于防止心血管疾病的道理。

那么，我们是否应该只喝豆奶而不喝牛奶呢？

如果完全用豆奶代替牛奶，人体所需要的钙和维生素 A、维生素 D、维生素 B_2 以及烟酸等营养素就会减少。目前，许多中老年人患有骨质疏松症，是由于骨质缺少钙造成的，而牛奶是补充钙质的良好来源。牛奶中含有高质量的蛋白质和多种维生素、矿物质，都是保持健康所需要的。因此，饮用豆奶不能替代牛奶。

饮用牛奶应注意

对乳糖耐受性较差的人，常喝牛奶容易引起腹泻，可以用其他乳制品代替牛奶，如酸奶。

鲜奶含有乳糖。乳糖是由葡萄糖与半乳糖组合而成，其甜度只有蔗糖的20%。所以即使鲜奶不甜，但还是含糖，对血糖的影响不容忽视，应计算牛奶中的碳水化合物含量。

乳制品含有较高的脂肪。糖尿病患者应尽可能选择低脂、脱脂乳制品。

肉鱼蛋豆类提供优质的蛋白质、部分热量、脂肪、维生素及矿物质等。

注意：

◐ "豆"是指大豆及其制品（如豆腐、豆干、素鸡等）。

◐ 其他豆类如绿豆、红豆等干豆属于主食类。

◐ 四季豆、豆角等鲜豆属于蔬菜类。

蔬菜类	大豆及豆制品	主食类
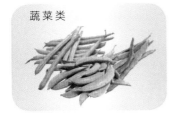	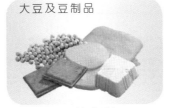	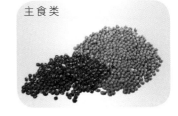

豆的分类

瘦肉、去皮家禽、鱼肉和大豆等含较低饱和脂肪。蛋、豆、鱼肉类每天应吃4份，一份相当于鱼（去骨）50克、肉35克、豆腐140克、蛋一个（65克），过量与不足，都对健康不利。

豆类的营养价值很高，与谷类食物相比，豆类食物有很高含量的膳食纤维和支链淀粉。不仅如此，豆类食物还富含多种维生素及矿物质。因此，糖尿病患者多吃大豆及其制品是不会使血糖增高的。另外，经常改变花色品种和烹调方法，还可使口感一新，常食不厌。

注意：

◐ 当糖尿病出现肾脏并发症时，特别是出现肾功能不全时，肉鱼蛋豆类食物应限制。

鱼肉（去骨）50克	猪肉35克	鸡蛋1只	豆腐140克

糖尿病病患者一天的蛋白质摄入量

糖尿病肾病患者肉鱼蛋豆类应限制

糖尿病肾病是糖尿病的一个重要并发症。目前主张在糖尿病肾病的早期阶段就应该限制蛋白质摄入量，因为高蛋白饮食可增加肾小球的血流量和压力，加重高血糖、高血压所引起的肾脏改变。

临床研究显示，低蛋白饮食可减少尿蛋白排泄。对已有大量尿蛋白、水肿和肾功能不全的患者，除限制钠（每日不超过 2 克）的摄入外，对蛋白质的摄入宜采取"少而精"，建议蛋白质每日摄入量不超过 0.6~0.8 克 / 千克。例如，若体重为 50 千克，每日蛋白质的摄入量不超过 30~40 克，且以高效价的动物蛋白为主，如牛奶、鸡蛋、肉类等。更详细知识，请参阅《慢性肾病饮食营养治疗》（谢良民主编，上海科学技术文献出版社，2013）、《透析患者饮食营养治疗》（谢良民主编，上海科学技术文献出版社，2013）。

素食是否对血糖控制更有益

有些患者试图以吃素方式来控制血糖，甚至有人认为吃素不会影响血糖。

素食者常见的营养学问题：

● 优质蛋白质摄取不足。

● 部分只存在于动物性食物中的维生素如 B_2、维生素 B_{12} 等摄取不足。

● 部分矿物质如铁、锌等摄取不足。

● 油脂摄取过多。

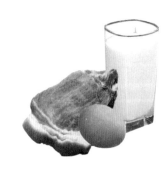

素食者蛋白质来源为豆制品，一份豆制品相当于一份肉类营养。因此，素食者正餐时为达到均衡营养必须以豆制品获得蛋白质。但素食者若不靠牛奶或蛋类提供的蛋白质，则优质蛋白质摄入量会明显不足。

- 豆制品的摄取是必须的，豆制品作为蛋白质的来源，可与肉类替换。
- 若为全素者，每天至少饮用1~2杯牛奶，偶尔以蛋代换豆制品，以提高蛋白质的利用率。
- 不论吃素与否，只要吃得均衡，控制份量，对血糖控制都是有益的。

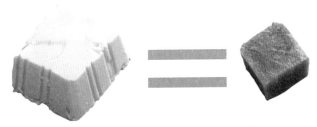

一份豆制品蛋白质营养价值相当于一份肉类

糖尿病患者需进补吗

　　有些患者觉得一日三餐需限量，怕营养不够，就准备鸡精、蛋白粉、鱼汤或用中药炖鸡等进行所谓的"进补"。其实有很多糖尿病患者的营养状态是过剩的，不当的进补反而会起到不好的作用。糖尿病患者只要日常饮食均衡，并不需额外进补；若真想进补，不能额外摄取，必须控制在饮食计划内。

油、糖、盐用量少
烹调油 25 克
盐 6 克
精制糖 少许

油脂类指的是烹调用油，提供热量、脂肪及必需脂肪酸等。平常吃肉、奶油等已摄取了过多的动物性饱和脂肪，因此应以植物油作为烹调用油，每日摄入量应少于 25 克。

减少进食含高脂肪、高糖分和盐分的食物如蛋糕、腊肠、咸鱼、咸蛋等。很多天然的调味料如姜、蒜头和胡椒粉等也可以调出各种味道，而不用加太多的糖、盐、酱油或蚝油等。油、糖、盐都是纯度很高的食品成分，油和糖都会提供热量，但是不含其他营养素，过多摄取盐会增加罹患高血压的危险性。

糖尿病患者往往特别关注精制糖含量高的食物，但对限制盐的摄取量则很少注意。糖尿病患者要逐渐养成淡些、淡些、再淡些的良好饮食习惯，每日盐摄入量应限制在 6 克以下。

糖尿病患者饮食过咸：

● 易罹患高血压，加重心脏负担，促发心力衰竭，出现全身水肿及腹泻等。

● 过多的盐，具有增加淀粉酶活性、促进淀粉消化和促进小肠吸收游离葡萄糖的作用，会引起血糖浓度增高而加重病情。

糖尿病健康饮食

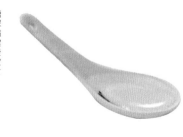

　　糖尿病饮食是平衡膳食。每日饮食应该包括六大类基本食物，每一类别的食物摄入量在建议的摄入量范围内，那么这样的饮食就是平衡膳食。如果缺少一类或几类食物，如不吃乳制品，又或某类食物摄取过多或过少，如每天肉吃得过多或主食吃得不够等等，都不是平衡膳食，容易造成营养不均衡，对健康有不利的影响。下表为糖尿病患者每日膳食建议摄取量。

表 2-1 糖尿病一日膳食建议

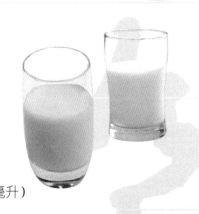

淀粉类主食

每日建议份量	3~6 碗
参 考 食 物	米饭　面食　根茎类蔬菜
主要营养成分	碳水化合物　蛋白质
份量单位说明	米饭1碗（180克）＝馒头2个＝薄片吐司3片

乳制品类

每日建议份量	1~2 杯
参 考 食 物	牛奶　酸奶
主要营养成分	蛋白质　钙质
份量单位说明	牛奶1杯（240毫升）＝酸奶1杯（120毫升）

肉鱼蛋豆类

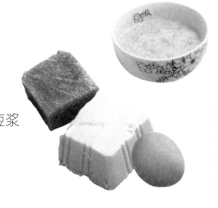

每日建议份量　　4 份

参 考 食 物　　蛋、鱼、肉、豆类制品如豆干、豆腐或豆浆

主要营养成分　　蛋白质

份量单位说明　　各种肉类（35克）　豆腐1块（140克）

　　　　　　　　豆浆1杯（240毫升）鸡蛋1个（65克）

蔬菜类

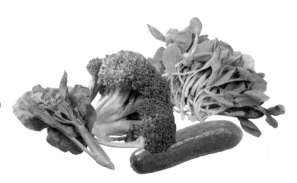

每日建议份量　　400~500克

参 考 食 物　　各种蔬菜（深色叶类蔬菜较佳）

主要营养成分　　维生素、矿物质及膳食纤维

份量单位说明　　每碗约100克

水果类

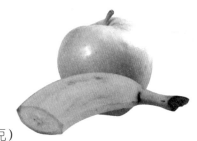

每日建议份量　　2 个

参 考 食 物　　各种水果

主要营养成分　　维生素、矿物质及膳食纤维

份量单位说明　　小苹果1个（150克）　大的香蕉半根（120克）

油脂类

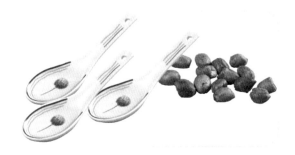

每日建议份量　　4~5匙

参 考 食 物　　烹调用油及坚果类

主要营养成分　　脂肪

份量单位说明　　一匙约5毫升

小结:

● 没有一种食物具有降低血糖水平的作用。

● 食物中影响血糖水平的主要成分是碳水化合物。

● 糖尿病患者要注重整体饮食结构,而不是单个食物。

● 不存在糖尿病标准饮食,患者要根据自己的具体情况
 制订适合自己的饮食计划。

● 糖尿病的健康饮食是平衡膳食。

● 每日饮食应该包括六大类基本食物,每一类别的食物
 摄入量应在建议的摄入量范围内。

糖尿病饮食重要口诀:

■ 谷类主食最重要

■ 蔬菜多吃身体好

■ 水果类吃得巧

■ 乳制品类不可少

■ 肉鱼蛋豆类吃适量

■ 油糖盐尽量少

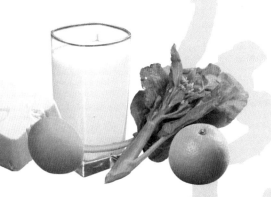

碳水化合物计数法

本章将讨论

- 碳水化合物的概念

- 碳水化合物在饮食中的重要性

- 碳水化合物计数法食物交换份表

- 碳水化合物计数法如何能助你控制血糖

- 如何正确使用碳水化合物计数法

碳水化合物的概念

　　人们一提到糖尿病，首先想到的就是饮食。目前，很多糖尿病患者还存在着一些陈旧的观念或误区，如糖尿病患者不能吃水果、甜食等。事实上，糖尿病膳食指南在控制食物摄入种类方面已经不是很严格了，但在计划膳食时较以前稍微有点复杂。

　　糖尿病膳食原则：

- 摄入多种多样的健康的食物；

- 摄入适量蛋白质，减少脂肪摄入量；

- 碳水化合物的摄入量要与胰岛素剂量及锻炼水平相平衡。

　　前两条原则主要是希望糖尿病患者养成良好的饮食习惯，同时这两条饮食原则也可以保证糖尿病患者的长期健康。第三条原则保证实现与饮食相关的血糖控制。

　　每日胰岛素总剂量的一半是用于平衡我们所吃食物中的碳水化合物，另一半剂量的胰岛素则用于满足机体的基础代谢需要，而机体对胰岛素的基础需要量基本保持不变。

　　在开始学习碳水化合物计数法之前，首先让我们来了解碳水化合物这个营养素的概念及其存在于哪些食物中。

碳水化合物在化学上有多种分类方法，但在营养学上主要分为 2 种：

- 复杂的碳水化合物（淀粉）：淀粉性碳水化合物食物有米、面等谷类及马铃薯（土豆）、山药等根茎类。

- 简单的碳水化合物（单糖、双糖如蔗糖、果糖、葡萄糖等）：简单碳水化合物食物有精制糖（蔗糖），水果中的果糖及乳制品中的乳糖等。

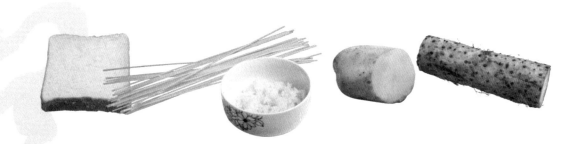

复杂碳水化合物

机体对碳水化合物的需要量是由年龄、体重及身体活动水平而定的，但应占全天摄入总热量的 55%~65%。从健康角度考虑，大部分碳水化合物应来源于淀粉性碳水化合物、水果和乳制品，一小部分碳水化合物来源于蔗糖等精制糖。

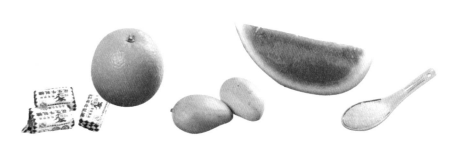

简单碳水化合物

碳水化合物在饮食中的重要性

　　食物中的碳水化合物经过胃肠道消化转变为葡萄糖，然后又被吸收到血液中变为血糖，成为机体（特别是大脑）的主要热量来源。一些碳水化合物在食用后的很长一段时间里会让你有饱腹感。富含膳食纤维的碳水化合物类食物如全谷类和蔬菜、水果等对于肠道的健康有着重要的作用。

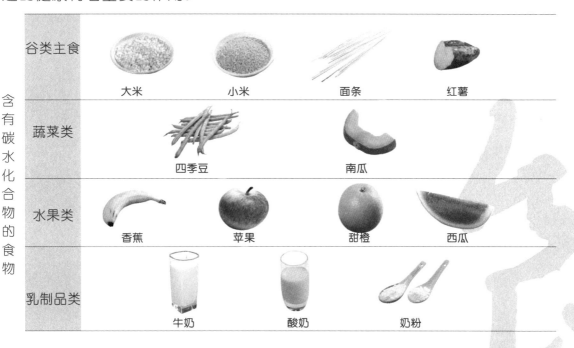

含有碳水化合物的食物				
谷类主食	大米	小米	面条	红薯
蔬菜类		四季豆	南瓜	
水果类	香蕉	苹果	甜橙	西瓜
乳制品类		牛奶	酸奶	奶粉

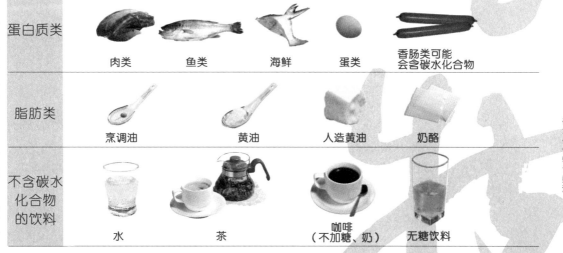

不含碳水化合物的食物和饮料				
蛋白质类	肉类	鱼类	海鲜	蛋类 / 香肠类可能会含碳水化合物
脂肪类	烹调油	黄油	人造黄油	奶酪
不含碳水化合物的饮料	水	茶	咖啡（不加糖、奶）	无糖饮料

不同类型的碳水化合物在体内被消化吸收的速度是不同的，因此升高血糖的速度也不同。据此可将碳水化合物类食物分为三组。

快速升高血糖型碳水化合物：纠正低血糖的理想食物

食物和饮料：

● 含葡萄糖的饮料及葡萄糖片。

● 不含酒精的含糖饮料和果汁。

● 糖果、口香糖、果冻、薄荷糖等。

安排日常饮食计划时，需要计数这些食物和饮料中的碳水化合物。这些食物和饮料可快速升高血糖水平，是纠正低血糖的首选食物（请参阅第 11 章）。

注意：

● 如果这些食物不是用来纠正低血糖，而是日常饮食的一部分，那么应使用碳水化合物计数法计划口服降糖药物或速效（短效）胰岛素的相应剂量。

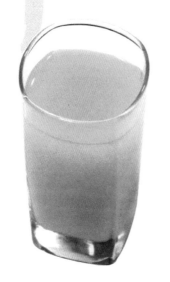

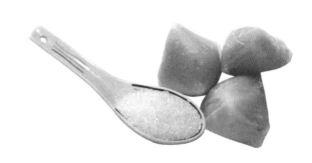

食物和饮料：

- 米饭和面条等主食及早餐谷物类。

- 大部分水果。

- 牛奶、酸奶和冰激淋。

- 烘焙类食物如面包、饼干等。

- 根茎类食物如土豆、薯类等及其制品。

- 裹有面粉的食物如裹有面粉的鱼。

- 巧克力、蜂蜜、果酱。

注意：

- 以碳水化合物计数法计算出这些食物中的碳水化合物含量，据此调整口服降糖药物或餐前大剂量胰岛素的剂量来降低这些食物所升高的血糖水平。

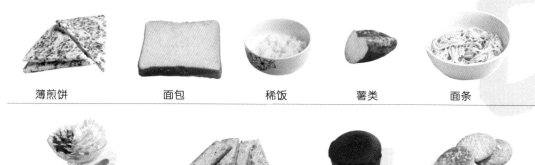

薄煎饼　　　面包　　　稀饭　　　薯类　　　面条

冰激淋　　　饼干　　　蛋糕　　　烤饼

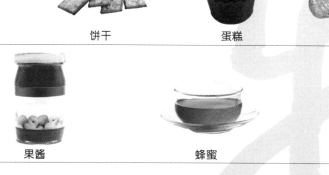

果酱　　　蜂蜜

缓慢升高血糖的碳水化合物

食物和饮料：

● 豌豆、菜豆和扁豆等。

● 某些蔬菜，如甜玉米、番茄、南瓜等。

● 某些水果，如樱桃、葡萄柚、柠檬和甜橙等。

● 坚果类。

● 大豆制品，如豆腐、黄豆等。

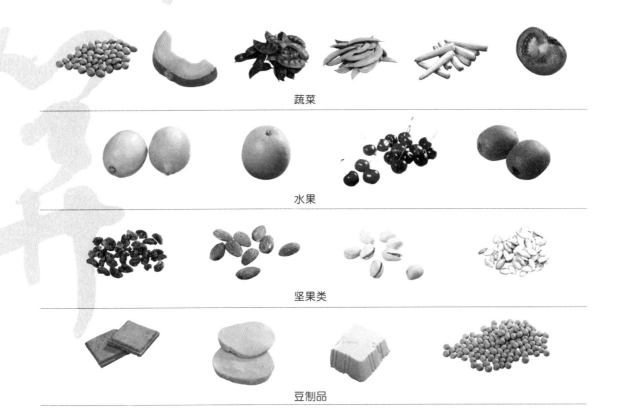

蔬菜

水果

坚果类

豆制品

虽然这些食物含有一定量的碳水化合物，但是吸收速度非常缓慢，不必考虑胰岛素剂量，除非大量食用。

碳水化合物计数法

49

糖尿病饮食
营养管理手册

碳水化合物计数法

为了了解碳水化合物计数法的工作原理，首先需要了解葡萄糖是怎样进入体内的，并搞清楚以下问题：

● 所进食的食物不管是主食，还是牛奶、水果等，最终对你的血糖水平有影响的是什么成分？

● 这些食物中所含有的碳水化合物有多少会以葡萄糖的形式出现在血液中？

● 食物中能转变为血糖的成分在进入体内后转变为血糖的速度又是怎样的？

食物中影响血
糖水平的成分

食物中的碳水化合物 90% 转变为血糖

食物中含有的碳水化合物、脂肪和蛋白质是机体能量的来源，此外食物还含有其他重要的成分如维生素和矿物质等。但是研究发现，食物中对血糖影响最大的成分是碳水化合物。

在进餐后 1 小时左右的时间内，所吃食物中 90% 的碳水化合物会转变为葡萄糖，并且进入血液中，即血糖。也就是说，食物中的碳水化合物转化成为葡萄糖的速度很快，并且转化量大。这也表明，在测定餐后 1 小时或 2 小时血糖水平时，升高的血糖值主要是由摄入的碳水化合物转变而成的葡萄糖，并进入血液中所造成的。

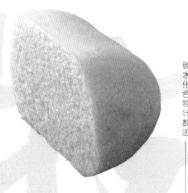

脂肪极少转变为血糖

食物中的脂肪仅有一少部分会转化成为葡萄糖进入血液中，因此膳食脂肪在每日血糖控制中的作用很小。

蛋白质对短期血糖影响不足 *10%*

食物中的蛋白质也只有一部分会转化成为葡萄糖，并且这种转化速度非常缓慢。蛋白质在短期血糖控制中的作用较小。我们所吃食物中的蛋白质有一半在数小时内被转变为碳水化合物。但是蛋白质仅占总热量的 10%~20%，所以蛋白质对血糖的控制不足 10%。

高脂肪饮食和高蛋白质饮食会延缓血糖升高的速度。也就是说，大量摄入的脂肪和蛋白质会使膳食中碳水化合物升高血糖的速度减慢。这主要是因为这类食物消化慢，在胃中停留的时间长，使得胃排空延缓。例如，如果你在晚餐吃了100克红烧五花肉，但你检查餐后2小时血糖时，你会惊讶地发现血糖水平并没有你想象的那么高。而当你检查餐后3~4小时血糖时，此时血糖已经很高了。

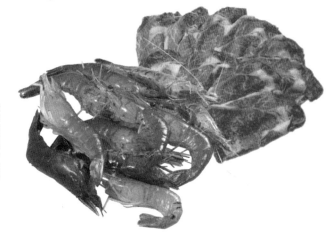

碳水化合物计数法可根据你将要进食的碳水化合物量有多少，预测出血糖水平将会达到怎样一个状态。如果进食的碳水化合物量少，则餐后血糖水平上升的幅度就比较小；如果进食的碳水化合物量多，那么餐后血糖上升的幅度会比较大。胰岛素的主要作用就是降低血糖水平，使体内葡萄糖水平保持在一个较为平衡的状态。因此，对于 1 型糖尿病患者来说，碳水化合物计数法就是要使所使用的胰岛素剂量与所进食的碳水化合物数量之间保持平衡。总的原则是，碳水化合物摄入量多时，胰岛素用量加大。对于 2 型糖尿病患者来说，碳水化合物计数法就是要均衡分配一天所允许摄入的碳水化合物数量，减少血糖的波动，然后再通过平衡药物、饮食及运动之间的关系，达到良好的血糖和（或）代谢控制的目的。

　　碳水化合物计数法可以相对精确地计算出每一餐所吃食物中使血糖升高的碳水化合物的数量，可精确地平衡碳水化合物与胰岛素剂量或锻炼水平。通过这种方法，你可以想吃什么就吃什么，想什么时候吃就可以什么时候吃，而不会影响血糖控制，这种方法在欧美被称为碳水化合物计数 （Carb counting）法，即糖尿病患者通过计划一天饮食中的碳水化合物量来达到良好的血糖控制。这里所说的碳水化合物就是糖和淀粉，它是引起血糖水平升高的直接物质。

为什么要计数碳水化合物

当你患有糖尿病时，你肯定想知道血糖什么时候会增高？你甚至想知道血糖是如何增高的、明天或后天血糖会怎么样等对健康来说无比重要的问题。计算碳水化合物就可以为你提供答案，并帮助你比以前更好地控制血糖水平。

食物中含有碳水化合物、蛋白质、脂肪、维生素、矿物质和水等。那么，我们为什么只计算碳水化合物的含量呢？因为正是食物中的碳水化合物是影响血糖升高程度的主要因素。我们先来看一个简单的试验。

通过使用碳水化合物计数法，你可以：

● 监控血糖的变化。

● 实现良好的血糖控制。

● 扩大食物的选择范围，使生活更加丰富多彩。

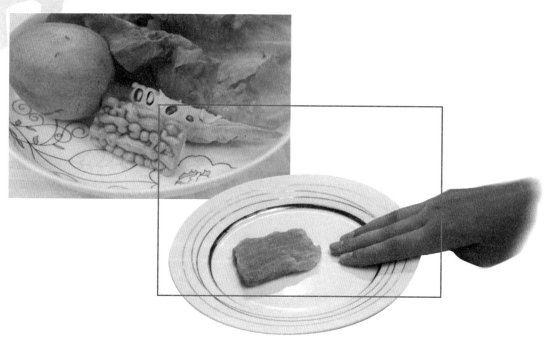

（1）你早餐吃了谷类食物、香蕉和牛奶，计算了这几种食物中的碳水化合物含量，并且在早餐后1~2小时检查了你的血糖水平。

（2）第二天早餐你吃相同数量的谷类食物、香蕉和牛奶。如果你在餐后1~2小时检查血糖，你会发现血糖水平与昨天几乎相同。

（3）你在前两天早晨没有进行任何体育锻炼，但你在服用糖尿病药物。第三个早晨，在你吃了相同数量的谷类食物、香蕉和牛奶的早餐后，你散了一会儿步。你又发现餐后1~2小时血糖与前两个早晨不同了，它降低了！

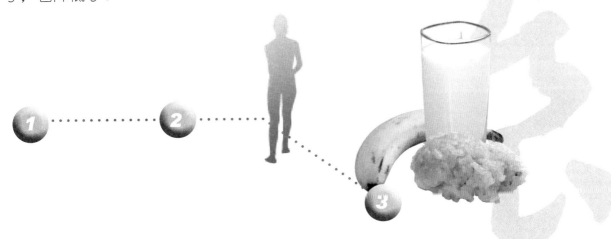

（4）从这里面，你可以清楚地看到：

⬤食物中的碳水化合物可以使血糖升高。

⬤吃相同数量的碳水化合物后血糖升高的幅度相同，即血糖平稳。

⬤体育锻炼和糖尿病药物则使血糖降低。

从现在起，早餐你可以吃谷类食物和香蕉了，并且能准确地知道你的血糖水平在什么范围内。但是，如果你吃厌了谷类食物和香蕉怎么办？明天你可能想要吃华夫饼干、橙汁和火腿。后天你可能想要吃荷包蛋、土司面包和酸奶。如何才能准确地控制血糖呢？首先要计算谷类食物、香蕉和牛奶中的碳水化合物含量，如果其他的早餐食物中含有的碳水化合物与谷类食物、香蕉和牛奶中含量相同，那么你的血糖水平也会与前面相同。这就是计算碳水化合物的道理。

当你认识到碳水化合物对你的血糖有影响时，你可能会想到要把碳水化合物从你的食谱中清除掉。事实上，碳水化合物是你所吃的最健康的食物之一。碳水化合物类食物如米饭、香蕉、无脂牛奶等几乎不含有脂肪。这类食物除含有碳水化合物之外，还含有你在其他食物中难以获得的维生素和矿物质，这些营养素是维持健康所必需的。碳水化合物还包括对机体有重要作用的膳食纤维。此外，机体优先使用碳水化合物作为能量的来源。

谁应该计数食物中的碳水化合物

1 型糖尿病患者，尤其是使用胰岛素泵的患者，需要精确计算出食物中的碳水化合物含量，并据此调整胰岛素剂量。

想要以最小药物剂量来控制血糖的 2 型糖尿病患者。

每日多次注射胰岛素的 2 型糖尿病患者。

碳水化合物计数法

糖尿病患者在制定膳食计划以及计算饮食中碳水化合物含量之前，一定要弄清楚哪几类食物中含有碳水化合物。从表 3-1 中可见，谷类主食、乳制品类、蔬菜类和水果类等四类食物含有碳水化合物。也就是说，你在制订膳食计划时，需要计算这四类食物中的碳水化合物含量。

记住以下的数据非常重要：

🌑 1 份谷类主食含有 15 克碳水化合物。

🌑 1 份水果含有 15 克碳水化合物。

🌑 1 份乳制品含有 12 克碳水化合物。

🌑 3 份蔬菜中的碳水化合物含量为 15 克。

🌑 肉鱼蛋豆类和油脂类食物不含碳水化合物。

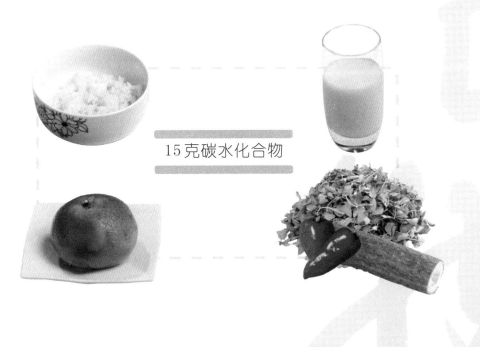

15克碳水化合物

食物交换份表

表 3–1 1 份碳水化合物交换份中碳水化合物的含量

	蛋白质（克）	脂肪（克）	碳水化合物类（克）	热量（千卡）
奶 类				
全脂	8	8	12	150
低脂	8	4	12	120
脱脂	8	-	12	80
肉鱼蛋豆类				
肉、鱼（低脂）	7	3	-	55
肉、鱼（中脂）	7	5	-	75
蛋、豆类	7	5	-	75
肉、鱼（高脂）	7	10	-	120
谷类主食				
主食类、部分根茎类蔬菜	2	-	15	70
蔬菜类				
叶类蔬菜	1		5	25
水果类				
各种水果	-		15	60
油脂类				
食用油等		5		45

　　表 3-1 列出了一些常见的食物中碳水化合物的含量，你可以从此表开始练习碳水化合物计数法。在该表中，你可以查到一片常见的切片面包中含有 15 克碳水化合物。更多食物中碳水化合物的含量见附录 1。

　　注意：

- 肉类、鱼虾类、禽蛋类、大豆类和油脂类食物几乎不含有碳水化合物，因此不需要计算这类食物。

- 但是，这并不意味着在糖尿病的饮食管理过程中可以忽视蛋白质和脂肪的摄入。

- 蔬菜含有很少的碳水化合物和大量的维生素和矿物质。因此，你可以多吃一些。

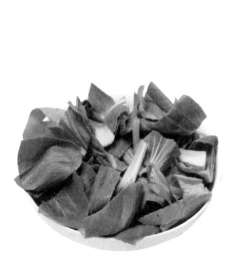
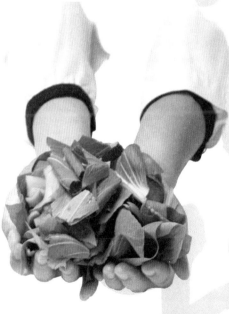

碳水化合物计数法

表 3-2 糖尿病碳水化合物交换份表

一、谷类主食

每份含：热量 70 千卡　　　蛋白质 2 克　　　　脂肪微量　　　碳水化合物 15 克

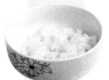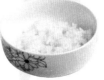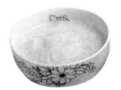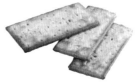

食物名称	米饭（蒸，粳米）	米粥（粳米）	苏打饼干
净重（克）	60	150	20
份量	1/4 碗	3/4 碗（碗大小为 3.5 寸）	3 块

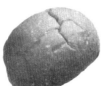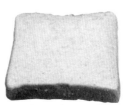

食物名称	面包（咸，小餐包）	面包（咸，切片）	菜肉馄饨
净重（克）	30	30	50
份量	1 个	1 块	2 个

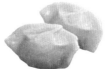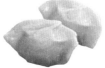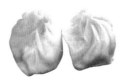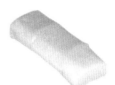

食物名称	菜肉水饺	小笼包子	年糕
净重（克）	45	45	40
份量	2 个	2 个	1 块

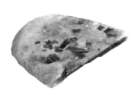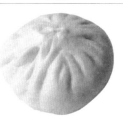

食物名称	鲜肉汤圆	葱油饼	香菇菜包
净重（克）	40	20（含脂肪 2 克）	40
份量	2 个	1 个（小）	1 个（小）

一、谷类主食

每份含： 热量 70 千卡　　蛋白质 2 克　　脂肪微量　　碳水化合物 15 克

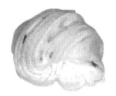 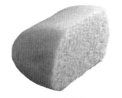 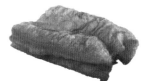

食物名称	花卷	刀切馒头	油条
净重（克）	30	35	30
份量	1 个	2/3	2/5 根

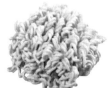 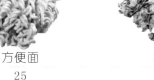 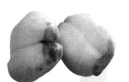

食物名称	方便面	燕麦片	百合
净重（克）	25	25	40（50）
份量	1/2 手掌大小	5/6 包	2 只

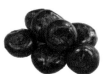 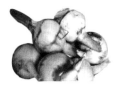 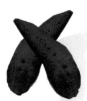

食物名称	荸荠	茨菇	红薯（甜心）
净重（克）	110（140）	80（90）	65（70）
份量	5 个	2 个	2 个（小）

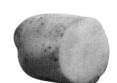 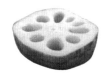 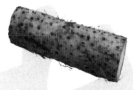

食物名称	马铃薯	藕	山药
净重（克）	90（95）	90（110）	130（150）
份量	1/2（大）	2 片	1/3 根（中等大小）

💧 净重后面括号内的数字为生重

碳水化合物计数法

一、谷类主食

每份含：热量 70 千卡　　蛋白质 2 克　　　　脂肪微量　　碳水化合物 15 克

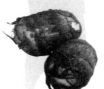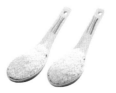

食物名称	芋头	藕粉	粉丝
净重（克）	80（100）	15	15
份量	2 个（小）	1/2 包	

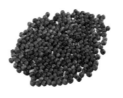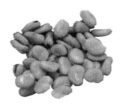

食物名称	粉皮	豌豆	蚕豆
净重（克）	100	25	30
份量	1 张	女性 1 个拳头量	女性 1 个拳头量

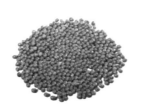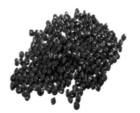

食物名称	绿豆	赤豆	栗子（干）
净重（克）	25	25	20（30）
份量	女性 1 个拳头量	女性 1 个拳头量	3 个（大）

● 净重后面括号内的数字为生重

二、蛋、豆、鱼、肉类
每份含：热量 55~135 千卡 蛋白质 7 克 脂肪 3~10 克 碳水化合物微量

低脂类（每份含热量 55 千卡，脂肪 3 克）

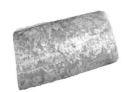 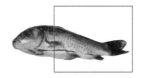 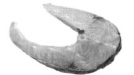

食物名称	带鱼	鲫鱼	青鱼
净重（克）	40（50）	40（75）	35（55）1 块
份量	1 块（半个手掌大小）	半条（小）	（半个手掌大小）

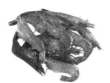 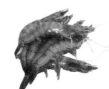

食物名称	河虾	基围虾	方腿
净重（克）	40（45）	35（60）	40
份量	19 个（小）	6 个（中等大小）	女性 3 只手指大小

 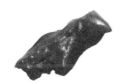 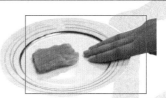

食物名称	牛肉（瘦）	猪肝	猪肉（瘦）
净重（克）	35	35	35
份量	女性 3 只手指大小	女性 3 只手指大小	女性 3 只手指大小

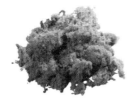 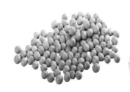 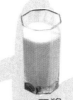

食物名称	猪肉松（太仓）	黄豆	豆浆
净重（克）	15（含碳水化合物 3 克）	20	240 毫升
份量	女性 1/4 手掌大小	女性 1 拳头量	1 杯

● 净重后面括号内的数字为生重

碳水化合物计数法

二、蛋、豆、鱼、肉类
每份含：热量 55~135 千卡　蛋白质 7 克　脂肪 3~10 克　碳水化合物微量

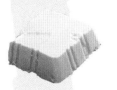 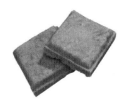 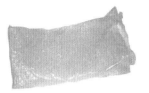

食物名称	内酯豆腐	豆腐干	豆腐皮
净重（克）	140	40	15
份量	2/5 盒	1 块	1 张

中脂类（每份含热量 75 千卡，脂肪 5 克）

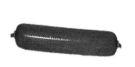 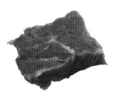 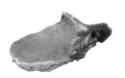

食物名称	火腿肠	牛肉（肥瘦）	猪大排
净重（克）	50	35	35
份量	1 根（小）	女性 3 只手指大小	女性 3 只手指大小

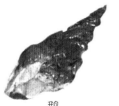 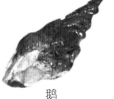 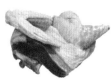 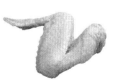

食物名称	鹅	鸽	鸡翅
净重（克）	40（60）	40（95）	40（55）
份量	1 块（1/2 手掌大小）	女性 2/3 手掌大小	女性 1/2 手掌大小

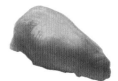

食物名称	鸡腿	鸡胸脯肉	鸭
净重（克）	40（55）	40	40（65）
份量	女性 1/2 手掌大小	女性 3 只手指大小	女性 1/2 手掌大小

● 净重后面括号内的数字为生重

二、蛋、豆、鱼、肉类
每份含：热量 55~135 千卡　蛋白质 7 克　脂肪 3~10 克　碳水化合物微量

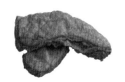 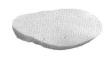 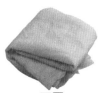

食物名称	素火腿	素鸡	百页
净重（克）	35	40	25
份量	女性 3 只手指大小	1 块	半张

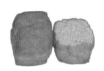

食物名称	油豆腐	鸡蛋	鸭蛋
净重（克）	35	55（65）	55（65）
份量	1.5 个	1 个（中等大小）	1 个（中等大小）

高脂类（每份含热量 120 千卡，脂肪 10 克）

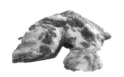

食物名称	猪小排	鸡蛋黄
净重（克）	40（55）	45
份量	3 块（中等大小）	3 个

超高脂类（每份含热量 135 千卡，脂肪 10 克）

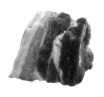 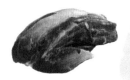 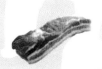

食物名称	猪肉（肥瘦）	猪肉（后蹄膀）	猪肉（肋条肉）
净重（克）	50	40（50）	75
份量	女性 3 只手指大小	女性 3 只手指大小	女性 3 只手指大小

● 净重后面括号内的数字为生重

三、蔬菜类
每份含：热量25千卡　蛋白质微量　脂肪微量　碳水化合物 5 克

含蛋白质 1 克

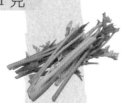 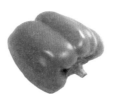 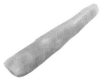

食物名称	芹菜	青椒	莴苣
净重（克）	100	100	100
份量	2 手掌	1 个（大）	1/2 根（大）

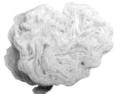   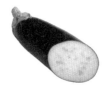

食物名称	卷心菜	萝卜	茄子
净重（克）	100	100	100
份量	2 手掌	1 个（拳头大小）	1 手掌

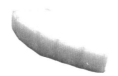 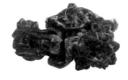 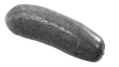

食物名称	冬瓜	木耳（湿）	大黄瓜
净重（克）	100	100	100
份量	1 手掌	2 手掌	1 根（小）

 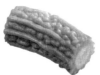

食物名称	苦瓜
净重（克）	100
份量	1/2 根（中等大小）

碳水化合物计数法

三、蔬菜类
每份含：热量25千卡　蛋白质微量　脂肪微量　碳水化合物 5 克

含蛋白质 2克

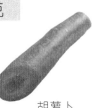 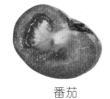 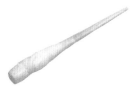

食物名称	胡萝卜	番茄	茭白
净重（克）	100	100	100
份量	1/2 根（中等大小）	1/2 个（中等大小）	1 根（小）

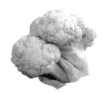 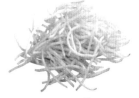 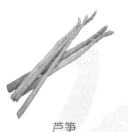

食物名称	花菜	绿豆芽	芦笋
净重（克）	100	100	100
份量	2 手掌	1 手掌	2 手掌

含蛋白质 3克

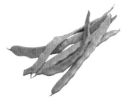 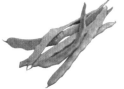 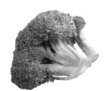 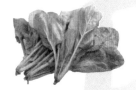

食物名称	刀豆	西蓝花	菠菜
净重（克）	100	100	100
份量	1 手掌	2 手掌	2 手掌

 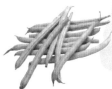 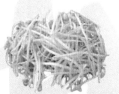

食物名称	蘑菇	四季豆	黄豆芽
净重（克）	100	100	100
份量	4 个（大）	1 手掌	1 手掌

三、乳制品类
每份含：热量 80~150 千卡　碳水化合物 12 克　蛋白质 8 克　脂肪 0~8 克

全脂奶类　（每份含热量 150 千卡，　脂肪 8 克）

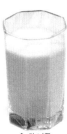

食物名称	全脂奶
净重（克）	240 毫升
份量	1 杯

低脂奶类　（每份含热量 120 千卡，　脂肪 4 克）

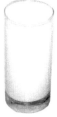

食物名称	低脂奶	低脂奶粉	酸奶
净重（克）	240 毫升	25 克	120 毫升
份量	1 杯		半杯

脱脂奶类　（每份含热量 80 千卡，　脂肪 0 克）

食物名称	脱脂奶
净重（克）	240 毫升
份量	1 杯

碳水化合物计数法

四、水果类
每份含： 热量 60 千卡 碳水化合物 15 克 蛋白质微量 脂肪微量

瓜 类

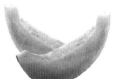 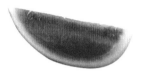

食物名称	哈密瓜	西瓜
净重（克）	190（290）	180（320）
份量	2 块	1 块

鲜 果 类

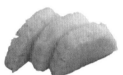 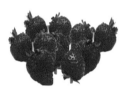 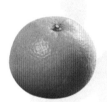

食物名称	菠萝	草莓	橙
净重（克）	150（230）	250	140（190）
份量	2 片	11 个（中等大小）	1 个（中等大小）

 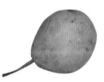 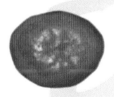

食物名称	黄岩蜜橘	鸭梨	芦柑
净重（克）	120（140）	150（180）	150（200）
份量	1 个（小）	1 个（中等大小）	1 个（中等大小）

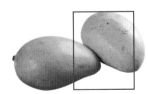 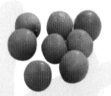

食物名称	芒果	苹果（红富士）	金橘金枣
净重（克）	200（350）	150（170）	120（130）
份量	1/2 个（大）	1/2 个（大）	8 个（中等大小）

● 净重后面括号内的数字为生重

四、水果类
每份含： 热量 60 千卡 碳水化合物 15 克 蛋白质微量 脂肪微量

鲜果类

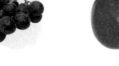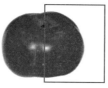

食物名称	葡萄（紫）	柿	橙
净重（克）	150（170）	80（100）	140（190）
份量	13 个（大）	1/2（中等大小）	1 个（中等大小）

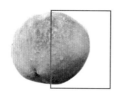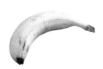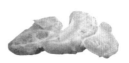

食物名称	桃	香蕉	柚（文旦）
净重（克）	130（160）	70（120）	160（230）
份量	1/2（中等大小）	1 根（小）	2 片（薄）

食物名称	猕猴桃
净重（克）	120（150）
份量	1+1/2 个（中等大小）

● 净重后面括号内的数字为生重

五、油脂类
每份含： 热量 45 千卡 碳水化合物 0 克 蛋白质 0 克 脂肪 5 克

脂肪 5 克（富含不饱和脂肪）

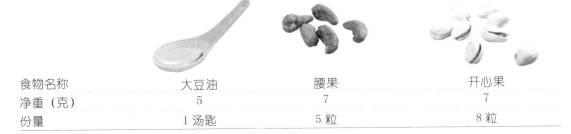

食物名称	大豆油	腰果	开心果
净重（克）	5	7	7
份量	1 汤匙	5 粒	8 粒

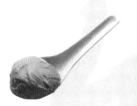

食物名称	核桃仁（胡桃）	花生仁	花生酱
净重（克）	8	10	8
份量	3 颗	12 颗	1 汤匙

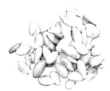

食物名称	南瓜子	色拉酱
净重（克）	8	10
份量	35 粒	1 汤匙

食物交换份的
重量大小非常重要

进行碳水化合物计数法的过程非常有趣，就像做科学实验一样，尤其是自己亲身经历这样的科学实验。但是在进行碳水化合物计数法之前，必须学会如何来估计食物的份量大小。这就是为什么我们要从食物交换份的大小开始。不要觉得这是很简单的步骤，其实即使是营养师，也必须要从这最基本的步骤开始。

现在拿出你经常使用的碗、杯、盘等器皿，盛一碗米饭。你要吃一碗米饭吗？查看上面的表格，你会发现表中注明 1 份谷类食物的碳水化合物交换份是 1/4 碗，含有 15 克碳水化合物。现在你想知道一碗米饭是几个交换份、含有多少碳水化合物？答案：4 个碳水化合物交换份，含有 60 克碳水化合物。

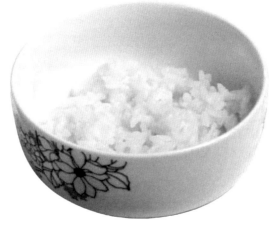

一碗米饭 = 4 个碳水化合物交换份 = 60 克碳水化合物

用碳水化合物计数法 控制血糖

从现在开始，可以计算你所吃的每一种食物中的碳水化合物的含量，但是如果你不弄清楚吃下去这些碳水化合物是如何影响你的血糖水平的，那么你仍然不会得到你所要的信息。应该怎么办呢？记录所摄入的碳水化合物的数量，同时化验血糖，记录血糖值。进行碳水化合物计数法的开始几周就是进行科学实验。

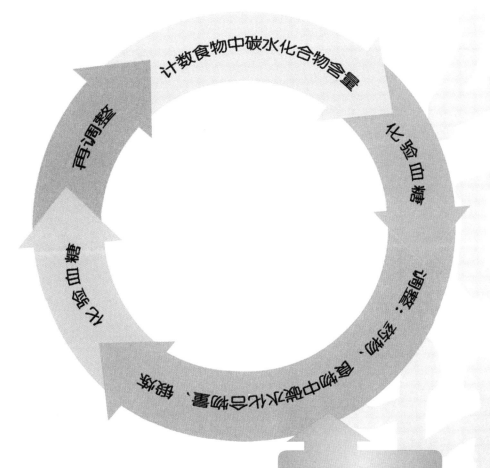

血糖波动模式管理

血糖的自我监测

监测血糖是糖尿病管理的重要组成部分，血糖监测可以了解饮食控制、运动和药物治疗的效果，并指导和调整治疗方案。监测血糖也是防治低血糖症的重要措施。

用胰岛素治疗的患者和妊娠期的糖尿病患者必须自测血糖，用口服降糖药的患者也最好每天自测血糖。

血糖自我监测的注意事项：

● 注射胰岛素的患者应每日监测血糖 1~4 次。

● 1 型糖尿病患者应每日至少监测血糖 3~4 次。

● 患其他疾病时或剧烈运动之前应增加监测次数。

● 患其他疾病或血糖 > 15mmol/L 时，应同时测定血酮体或尿酮体。

● 检测时间：

　　▣ 每餐前。

　　▣ 餐后 2 小时。

　　▣ 睡前。

　　▣ 如果有空腹高血糖症,应监测夜间血糖（凌晨3点）。

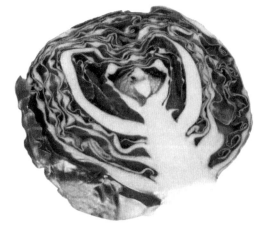

在开始的几周里，你需要做以下工作：

● 记录你所吃的每一种食物中的碳水化合物克数，
  检查餐后1~2小时血糖，并记录。
● 记录你平时服用的糖尿病药物的剂量以及紧急情
  况时你额外服用的药物剂量。
● 记录所有的锻炼活动及应激情况，如感冒、激烈
  的辩论（通常使血糖升高）等。

　　我们已经知道上述因素均能影响血糖水平，记录
这些数据可以使你准确地了解这些因素是如何影响
你的血糖的。在这个过程中，你发现影响血糖的因素
越多，对血糖控制越有利。

　　在记录数周后，你就可以发现自己的血糖波动方
式了。每一个人的血糖随不同食物波动的方式和程度
是完全不同的。你必须要弄清自己的波动方式。例如，
你吃一个馒头会使你的血糖值升高多少点，何种药物
和(或)什么样的锻炼可以使血糖水平恢复至正常等。

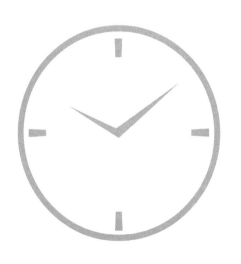
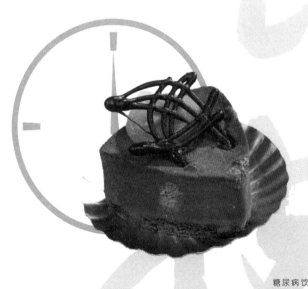

碳水化合物计数法使用方法

要正确使用碳水化合物计数法，必须做好三件事：

（1）一天数次血糖测定：每顿餐前及餐后监测并且记录血糖水平。

（2）准确记录饮食中的食物种类并计数其中的碳水化合物量。

（3）正确清楚地将下列各项内容记录下来：

- 血糖监测的时间及结果。
- 一天中进食的所有食物名称、种类和数量，计算出这些食物中碳水化合物量。
- 正餐或者加餐的时间。
- 所使用的胰岛素或者口服降糖药的种类、剂量以及吃药时间。
- 所进行的运动种类、时间及运动强度。
- 任何对血糖水平产生影响的因素，如是否处在某种应激状态下、是否有月经周期的影响等。

有些糖尿病患者非常害怕改变平常的饮食习惯，不敢到饭店去吃饭，日复一日地吃相同的食物。但是，如果使用碳水化合物计数法来计算食物中所含的碳水化合物，你就完全可以在早餐、午餐和晚餐中加入新的食物，而不会冒血糖水平升高的风险。

碳水化合物计数法是一种既严格遵循糖尿病治疗目标又可以使你每天享受多种多样食物的饮食计划制订方法。该方法的关键是保持每一餐中的碳水化

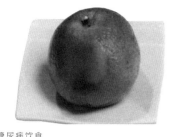

合物摄入量与前一天该餐次中碳水化合物数量相同（详见第5章"保持一致性"）。如果你每天每一顿正餐和点心所摄入的碳水化合物数量相同，那么你的血糖曲线就会比较平稳，然后再通过调整食物中的碳水化合物量、药物剂量或锻炼水平将血糖控制在目标范围内就容易多了。

碳水化合物计数法的用途

碳水化合物计数法是糖尿病患者用来制订饮食计划的方法，但是对于不同类型的糖尿病患者，使用上有所不同。

碳水化合物计数法：

● 基础碳水化合物计数法：适用于2型糖尿病患者饮食计划的制订。

● 高级碳水化合物计数法：适用于1型糖尿病患者计算、调整胰岛素剂量。

碳水化合物计数法对于任何年龄、任何类型糖尿病（1型、2型或妊娠糖尿病）均适用。基础碳水化合物计数法的目的是让患者了解哪些食物含有碳水化合物，并让患者学会每日在相同的餐次（正餐和加餐）吃相同数量的碳水化合物。高级碳水化合物计数法是每日数次注射胰岛素（MDI）或使用胰岛素泵进行持续皮下组织注射胰岛素（CSII）的患者制订膳食计划的方法。对于这些患者来说，进行碳水化合物计数法的主要目的是要学会在餐前将要使用的速效胰岛素的剂量与所吃的碳水化合物的数量相匹配。根据胰岛素需要量及碳水化合物的代谢反应，计算胰岛素与碳水化合物的比值（I:Carb比值）。要进行高级碳水化合物计数，必须先学会基础碳水化合物计数法。

小结:

- 碳水化合物主要分为 2 类: 淀粉性碳水化合物和简单糖。

- 摄入的碳水化合物大部分应来源于淀粉性碳水化合物、水果中的果糖和牛奶中的乳糖等；少量的来源于精制糖如蔗糖。

- 各种食物和饮料中的碳水化合物含量及吸收速度是不同的。某些食物和饮料中确实一点也没有碳水化合物。

- 碳水化合物是必需的营养素，饮食中不能缺少它。

- 碳水化合物计数法对于任何年龄、任何类型糖尿病（1 型、2 型或妊娠糖尿病）均适用。

- 2 型糖尿病患者使用基础碳水化合物计数法制订饮食计划。

- 1 型糖尿病患者使用高级碳水化合物计数法计算、调整胰岛素剂量。

- 碳水化合物交换份关键数据:

  - 1 份谷类主食含有 15 克碳水化合物

  - 1 份水果含有 15 克碳水化合物

  - 1 份乳制品含有 12 克碳水化合物

  - 3 份蔬菜中的碳水化合物含量为 15 克

  - 肉鱼蛋豆类和油脂类食物不含碳水化合物

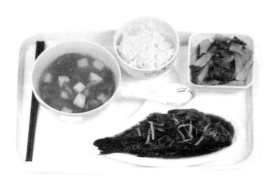

如何计数食物和饮料中的碳水化合物

本章将讨论

- 食物中的碳水化合物含量
- 如何利用下列信息计数碳水化合物
  - 碳水化合物含量参考列表
  - 食品标签
  - 食谱

食物中的碳水化合物含量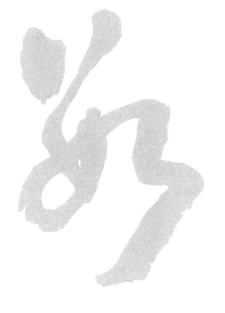

计数食物和饮料中碳水化合物含量可以帮助你调整口服降糖药或胰岛素剂量，从而更好地控制血糖水平。

各种食物中的碳水化合物含量都不相同。不论烹调方式或食物重量如何变化，食物中碳水化合物的含量是确定的。例如，一个交换份的大米重量20克，大约含有15克碳水化合物，煮成米饭后的重量为60克，但仍然只含有15克碳水化合物，即使它在烹调过程中吸收了水分，重量变重了。

虽然烹调加工不会影响食物中的碳水化合物含量，但是不同的烹调方法会影响食物的重量和外观大小，这取决于烹调过程中水分的流失或吸收。注意到这一点很重要，不然就很容易低估或高估了食物中的碳水化合物含量，导致口服药物或短效型胰岛素的注射剂量过多或过少。因此，尽可能计算食物的生重而不是熟重。

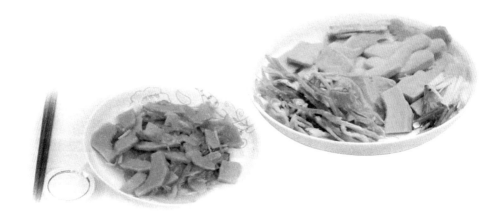

下面的例子表明烹调加工对面条、粥和米饭的影响。

例 1 面条

面条的生重均为 150 克，含有的碳水化合物数量相同（90 克），但熟面条的实际重量却不相同，因为在烹调过程中吸收了水分。

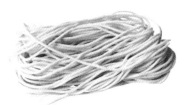

含有的碳水化合物 **90** 克

例 2 米饭和粥

下列米饭和粥均由 40 克米煮成，米饭和粥的碳水化合物含量相同（30 克），但实际份量看上去差别很大。

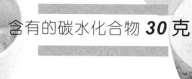

含有的碳水化合物 **30** 克

利用工具计算

计数碳水化合物含量有 2 种方法：以克数或交换份为单位计算。1 份碳水化合物相当于 15 克碳水化合物。

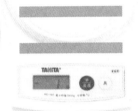

1 份
碳水化合物

15 克
碳水化合物

有很多工具可以帮助你计算碳水化合物含量：
- 碳水化合物含量参考表（本书附录 1）
- 食品标签
- 秤、碗和汤匙：买一个平底、能显示数值且可以去皮的称。称的误差应控制在 5 克以内，这很重要。
- 参考书、热量计算器
- 食物交换份照片
- 专业营养师

刚开始，使用家用的碗或汤匙称重可以帮助你大致了解平时所摄入食物的重量。随着经验的不断积累，你会越来越熟悉食物中的碳水化合物含量。专业营养师也是从最初的称重开始积累食物份量的经验。记录平时所吃食物及份量大小对于制订饮食计划非常有帮助。在准确称好食物重量后，有时要做四舍五入。

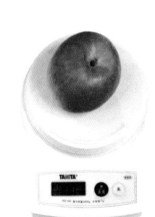

使用碳水化合物含量参考表

本书中提供的碳水化合物含量参考表可查找常见的食物和饮料中的碳水化合物含量，分别以克和交换份为单位。表中列出的每种食物的分量大小都是简单明了的。例如，一片面包、一块蛋糕或一碗米饭，但是每个人平时的食物摄入份数是不同的，因此在计算碳水化合物含量时要考虑到这一点。

案例1：使用碳水化合物含量参考表

高先生的早餐：

馒头（中等大小）	$1^{1}/_{3}$ 个
粥	1 碗
酱菜	一小碟
香蕉（中等大小）	1 个
牛奶	1 杯（240 毫升）

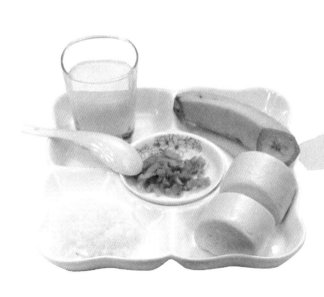

如何计数食物和饮料中的碳水化合物

方法 1:
碳水化合物单位为份

高先生使用碳水化合物含量参考表计算出他摄入了 5 份碳水化合物。

下面是他的计算过程:

馒头（中等大小）	=2 份
粥	=1 份
酱菜	=0 份
香蕉（中等大小）	=1 份
牛奶	=1 份
总计	= 5 份

=4×15+1×12

=72 克碳水化合物

如果高先生使用胰岛素，如何计算剂量呢？

I:Carb 值 =1μ:1 份

1μ×5 份 =5μ 胰岛素

高先生计算出他需要注射 5μ 的短效型胰岛素

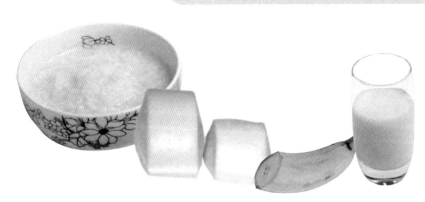

如何计数食物和饮料中的碳水化合物

高先生使用碳水化合物含量参考表计算出他摄入了 72 克碳水化合物。

下面是他的计算过程：

馒头（中等大小）	1⅓ 个（重 70 克）	=30 克
粥	1 碗（重 150 克）	=15 克
酱菜	一小碟	=0 克
香蕉（中等大小）	1 个（带皮重 120 克）	=15 克
牛奶	1 杯（240 毫升）	=12 克
	总计	=72 克

如果高先生使用胰岛素，如何计算剂量呢？

I/Carb 值 $=1\mu/15$ 克

$72/15=4.8\mu \approx 5\mu$

高先生计算出他需要注射 5μ 的短效型胰岛素

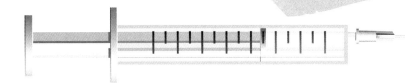

案例2：使用碳水化合物含量参考表

孟女士　晚餐

红烧大排　　　1块（约100克）

芹菜香干　　　半碗（芹菜70克、香干2块）

炒鸡毛菜　　　1碗（约100克）

番茄蛋汤　　　1碗（番茄半个、鸡蛋1个）

米饭　　　　　1碗略少（150克）

炒鸡毛菜 100克
含碳水化合物 0.3 份

米饭 150克
含碳水化合物　2.5 份

番茄蛋汤 1碗
含碳水化合物　0.25 份

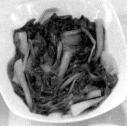
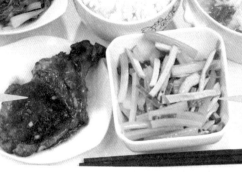

红烧大排 100克
含碳水化合物　0 份

芹菜香干半碗
含碳水化合物　0.25 份

孟女士使用碳水化合物含量参考表计算出她摄入了 3.3 份碳水化合物。

下面是她的计算过程：

红烧大排	1 块（约 100 克）	0 份
芹菜香干	半碗	
芹菜	70 克	
香干	2 块	0 份
炒鸡毛菜	1 碗（约 100 克）	
番茄蛋汤	1 碗	
番茄	大半个（70 克）	
鸡蛋	1 个	0 份
米饭	1 碗略少（150 克）	2.5 份
总计	蔬菜 0.8 份 + 米饭 2.5 份	= 3.3 份

芹菜	70 克
鸡毛菜约 100 克	
番茄	70 克
蔬菜总计 240 克	
240/300=0.8 份	

(1 份蔬菜重量为 100 克，含 5 克碳水化合物，300 克蔬菜含 15 克碳水化合物)

如果孟女士使用胰岛素，如何计算剂量呢？

I/Carb 值 =1.5μ/1 份

四舍五入取整数

$3.3 \times 1.5 = 4.95μ$ $μ \approx 5μ$

孟女士需要注射 5μ 的短效型胰岛素

方法 2：
碳水化合物单位为克

孟女士使用碳水化合物含量参考表计算出她摄入了 43 克碳水化合物。

下面是她的计算过程：

红烧大排	1 块（约 100 克）			
芹菜香干	半碗			
芹菜	70 克		芹菜	3.5 克
香干	2 块		香干	0 克
炒鸡毛菜	1 碗（约 100 克）		鸡毛菜	5 克
番茄蛋汤	1 碗			
番茄	半个（70 克）		番茄	3.5 克
鸡蛋	1 个			
米饭	1 碗略少（150 克）		米饭	37.5 克
总计				=49.5 克

如果孟女士使用胰岛素，如何计算剂量呢？

I/Carb 值 =1.5μ/15 克

$49.5 \times 1.5 / 15 = 4.95 \mu \approx 5 \mu$

孟女士计算出她需要注射 5μ 的短效型胰岛素

请注意：

● 使用不同的方法可能会有不同的结果。对于使用胰岛素的患者来说，不同的碳水化合物计数法对应的胰岛素注射剂量也会不同。你只需要使用一种方法，而不要在两种方法之间变来变去。

● 四舍五入问题

■ 当胰岛素注射剂量的小数点为0.5时，是进位还是退位需要根据具体情况来定。例如，你计算出需要短效胰岛素的剂量为8.5μ，四舍五入，退一位是8，进一位是9。怎么办呢？这时你需要考虑目前的血糖水平、当天是否要进行运动、是否喝了酒等因素，来定胰岛素的注射剂量。

■ 食物在准确称好重量后，有时也要做四舍五入。应先计算出一顿饭菜中的碳水化合物总量，然后再做四舍五入。

■ 如果你对每一种食物都做四舍五入，那结果可能就不准确了。大部分情况下，小数点是进一位还是退一位并没有太大关系。

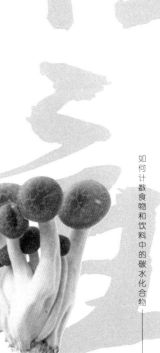

如何计数食物和饮料中的碳水化合物

现在你来练习一下

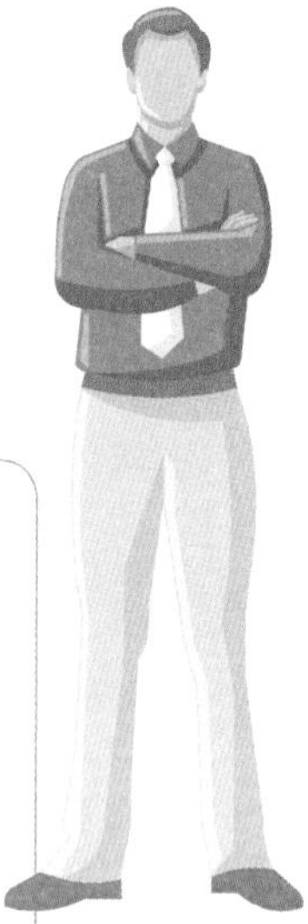

李先生早餐

切片面包	2 片	(30 克 / 片)
酸奶	1 杯	(120 毫升)
小米粥	1 碗	(150 克)
苹果	1 个（中等大小）	(150 克)

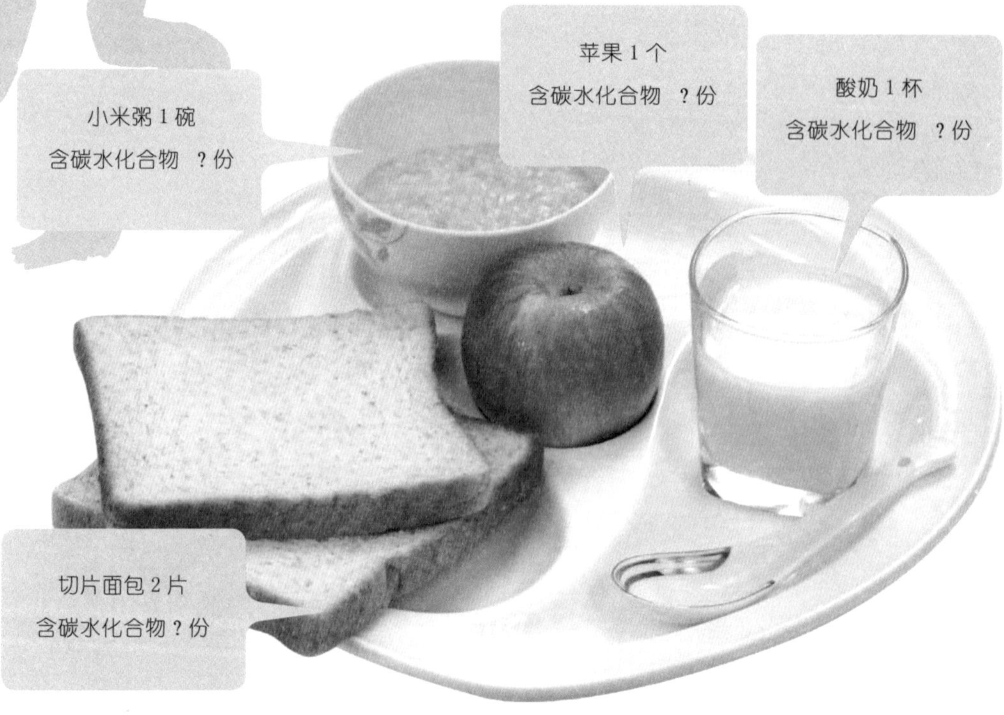

小米粥 1 碗
含碳水化合物 ?份
苹果 1 个
含碳水化合物 ?份
酸奶 1 杯
含碳水化合物 ?份
切片面包 2 片
含碳水化合物 ?份

使用碳水化合物含量参考表计算出他摄入了几份碳水化合物。

切片面包　　2片（30克／片）　　=　　　　份

酸奶　　　　1杯（120 毫升）　　=　　　　份

小米粥　　　1碗（150克）　　　=　　　　份

苹果　　　　1个（150克）　　　=　　　　份

　　　　　　　　　　　总计 =　　　　份

假如李先生使用胰岛素，如何计算剂量？

I/Carb 值 =1μ/1 份

李先生需要多少单位的短效型胰岛素？　　=　　μ

使用碳水化合物含量参考表计算出他摄入了多少克碳水化合物。

切片面包　　　2片（30克／片）　=　　　克

酸奶　　　　　1杯（120 毫升）　=　　　克

小米粥　　　　1碗（150克）　　=　　　克

苹果　　　　　半个（150克）　　=　　　克

　　　　　　　　　　　总计 =　　　克

假如李先生使用胰岛素，如何计算剂量？

I/Carb 值 =1μ/15g

李先生需要多少单位的短效型胰岛素？　　=　　μ

如何计数食物和饮料中的碳水化合物

答案：

方法 1：
碳水化合物单位为份

使用碳水化合物含量参考表计算出他摄入了几份碳水化合物。

切片面包	2 片（30 克/片）	=	2 份
酸奶	1 杯（120 毫升）	=	1 份
小米粥	1 碗（150 克）	=	1 份
苹果	1 个（150 克）	=	1 份
		=	5 份

假如李先生使用胰岛素，如何计算剂量？

I/Carb 值 =1μ/1 份　　　　1×5=5μ

李先生需要多少单位的短效型胰岛素？= 5μ

方法 2：
碳水化合物单位为克

使用碳水化合物含量参考表计算出他摄入了多少克碳水化合物。

切片面包	2 片（30 克/片）	=	30 克
酸奶	1 杯（120 毫升）	=	12 克
小米粥	1 碗（150 克）	=	15 克
苹果	1 个（150 克）	=	15 克
		=	72 克

假如李先生使用胰岛素，如何计算剂量？

I/Carb 值 =1μ/15g　　　　72/15=4.8μ

李先生需要多少单位的短效型胰岛素？= 5μ

如何计数食物和饮料中的碳水化合物

使用食品标签

使用食品标签是另一种计算食物中碳水化合物含量的好方法。大多数食品标签含有能量、脂肪、蛋白质、碳水化合物和盐等营养素含量的信息。食品标签提供的信息可以帮助你计数食物和饮料中的碳水化合物含量。

你需要知道：

● *每种食物的交换份数以及碳水化合物克数。*

● *你要摄入多少份。*

● *将你摄入的份数 × 碳水化合物克数，这一数值就是你摄入的碳水化合物总量。*

或者：

■ *通过称重计算碳水化合物摄入量。*

■ *根据每 100 克中碳水化合物的含量推导出你碳水化合物的摄入量。*

例如，你知道每 100 克面包中含有 20 克碳水化合物，你打算摄入 50 克面包，则你会摄入 $50 \times 20/100 = 10$ 克碳水化合物。

如果你用交换份数，那就将碳水化合物克数除以 15 得到交换份数。先将你摄入的每一种食物的碳水化合物含量相加后再除以 15，这样尽可能保证数值的精确性。

营养成分表		
项目	每100克	营养素参考值%
能量	2031 千焦	24 %
蛋白质	8.0 克	13 %
脂肪	21.6 克	36 %
碳水化合物	62.9 克	21 %
——糖	2.0 克	
钠	518 毫克	26 %
钙	280 毫克	35 %
铁	4.0 毫克	27 %

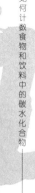

例如，某一食品含 22 克碳水化合物，另一食品含 32 克碳水化合物分别转换成交换份数，你会得到：

22/15=1.4 ≈ 1 份
32/15=2.1 ≈ 2 份
总计　　3 份

然而，如果你先将 22 克碳水化合物及 32 克碳水化合物相加后，再转换成交换份数，最后四舍五入，你会得到一个更加精确的数值：

22 克 +32 克 =54 克
54/15=3.6 ≈ 4 份
总计　　4 份

在使用食品标签计算食物和饮料中的碳水化合物含量时，还需注意以下几点：

● 在食品标签上，要找"碳水化合物总量"，而不是"含糖量"。

● 有时需要考虑这种食物中碳水化合物的被吸收速度快慢。

● 如果产品中含有人工甜味剂，那么计算的碳水化合物摄入量就要比标签上注明的碳水化合物含量要低一点，因为人工甜味剂虽有甜味，但不是糖，对血糖没有影响。

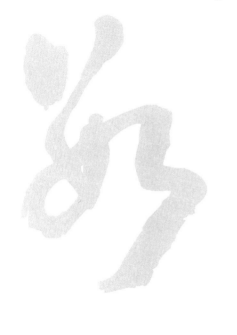

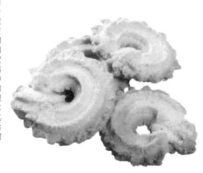

如何计数食物和饮料中的碳水化合物

麻女士上午点心：

苏打饼干 4 片　　橙汁 1 瓶（150 毫升）

苏打饼干 4 片

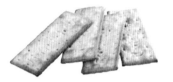

苏打饼干　每包净含量：100 克（16 片）	
项目	每 100 克
热量	2031 千焦
蛋白质	8.0 克
脂肪	21.6 克
碳水化合物	62.9 克
糖	2.0 克
钠	518 毫克
钙	280 毫克
铁	4.0 毫克

计算碳水化合物含量

食品标签上注明一包净重 100 克、16 片饼干。100 克饼干中含有 62.9 克碳水化合物，即每片饼干含有 3.9 克（约 4 克）碳水化合物。麻女士吃了 4 片。那么她的碳水化合物摄入量为 3.9×4=15.6（克）。

橙汁 1 瓶（150 毫升）

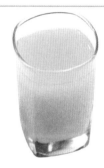

橙汁　1 瓶净含量：300 毫升	
项目	每 100 毫升
热量	224 千焦
蛋白质	0.6 克
脂肪	0 克
碳水化合物	12.6 克
钠	10 毫克

计算碳水化合物含量

食品标签上注明一瓶橙汁净重 300 毫升，每 100 毫升中含有 12.6 克碳水化合物。麻女士喝了半瓶（150 毫升）。那么她的碳水化合物摄入量为 12.6+6.3=18.9（克）。

麻女士上午点心中碳水化合物的含量

苏打饼干　　4 片　　3.9×4=15.6（克）

橙汁　1 瓶（150 毫升）　　12.6+6.3 = 18.9（克）

总计摄入的碳水化合物量 15.6+18.9 = 34.5（克)≈ 35（克）

食谱和碳水化合物
含量参考表

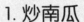

在计算碳水化合物摄入量时，将食物分为需要计算和不必计算两类。

▶ 需要计算碳水化合物的食物：谷类主食、乳制品、蔬菜和水果。

▶ 不必计算碳水化合物的食物：鱼蛋豆类、油脂类。

食谱

1. 炒南瓜

【原料】

南瓜 150 克，青辣椒 1 个，葱丝、姜丝、酱油、精盐、水淀粉、烹调油各适量。

【制法】

（1）将南瓜去蒂，切开去瓤、籽，洗净，切成丝；青辣椒去蒂，去籽，洗净切成片。

（2）炒锅置旺火上，放入烹调油烧热，投入葱、姜丝，炸出香味，放入青辣椒片炒至半熟，出辣香味起锅；再加火力，将南瓜丝倒入炒至半熟，再把炒过的青椒片放入和炒，加入酱油、精盐炒熟，用水淀粉勾芡，出锅装盘即成。

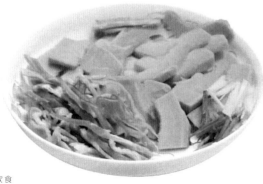

现在让我们来计数这份食谱中的碳水化合物。

（1）分清需要计数的食物和不需要计数的食物。

（2）准确称量需要计数碳水化合物食物的重量。

（3）查附录1，搞清楚食物中碳水化合物的含量。

（4）计数。

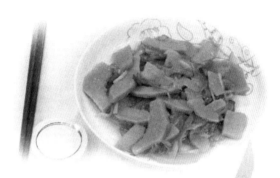

需要计数的食物			不需要计数的食物
食物名称	重量	碳水化合物含量	葱丝、姜丝、酱油、精盐、烹调油
南瓜	150克	查附录1 100克南瓜中含有4.5克碳水化合物，150克南瓜中含有6.7克碳水化合物	
青椒	30克	查附录1 100克青椒中含有4克碳水化合物，30克青椒中含有1.2克碳水化合物	
淀粉	10克	查附录1 100克淀粉中含有85克碳水化合物，10克淀粉中含有8.5克碳水化合物	
总计		6.7+1.2+8.5=16.4（克）	

你要吃的食物重量：假如这份菜你吃了一半，摄入的碳水化合物含量：8.2克

如何计数食物和饮料中的碳水化合物

2. 红烧牛肉马铃薯（土豆）

【原料】

牛腩150克，马铃薯（土豆）100克，植物油5毫升，酱油15毫升，精盐1克，白糖5克，大料1瓣，葱5克，姜3克。

【制法】

（1）将牛肉洗净，切成方块。马铃薯（土豆）洗净，削去皮，切成滚刀块。

（2）将牛肉放入冷水锅内，加热煮沸，撇去浮沫，捞出沥水。

（3）炒锅置火上，放入植物油，加入白糖炒成糖色，投入牛肉、大料、葱、姜煸炒牛肉上色，加入酱油炒匀，再加入清水（以浸没牛肉为度），烧沸后，转微火炖至快烂时，放入马铃薯（土豆）、精盐继续炖至牛肉、马铃薯（土豆）都酥烂而入味即可。

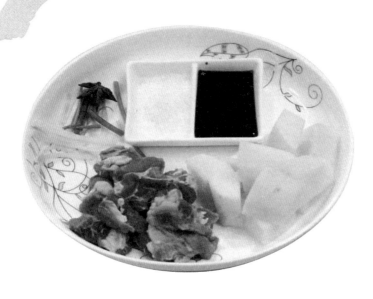

需要计数的食物			不需要计数的食物
食物名称	重量	碳水化合物含量	牛腩、植物油、酱油、精盐、大料、葱、姜
马铃薯（土豆）	100 克	查附录 1 100 克马铃薯（土豆）中 15 克含有碳水化合物	
白糖	5 克	查附录 1 5 克白糖中含有 5 克碳水化合物	
总计		15+5=20（克）	

你要吃的食物重量：假如这份菜你吃了 1 / 3 碗

碳水化合物含量：20 × 1 / 3 = 6.6 克 ≈ 7 克

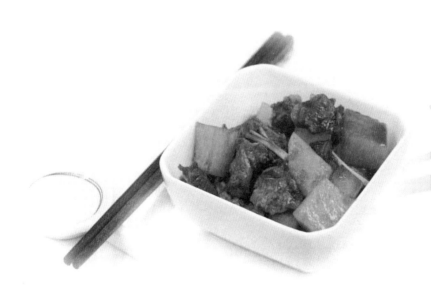

如何计数食物和饮料中的碳水化合物

3. 肉末面条

【原料】

面粉 200 克，瘦猪肉 150 克，菠菜 150 克，香油 8 毫升，酱油 20 毫升，精盐 3 克，味精 2 克，葱、姜末少许。

【制法】

（1）将面粉放入盆内，加入冷水和成硬面团，稍醒，擀成薄片，再切成极细的面条。瘦猪肉剁成末。菠菜择洗干净，用开水烫一下，切末。

（2）将肉末放入碗内，加入葱、姜末、酱油、香油调匀备用。把清水倒入锅内，开后下入面条，并加入腌好的肉末搅匀，再加入精盐、菠菜末稍煮即可。

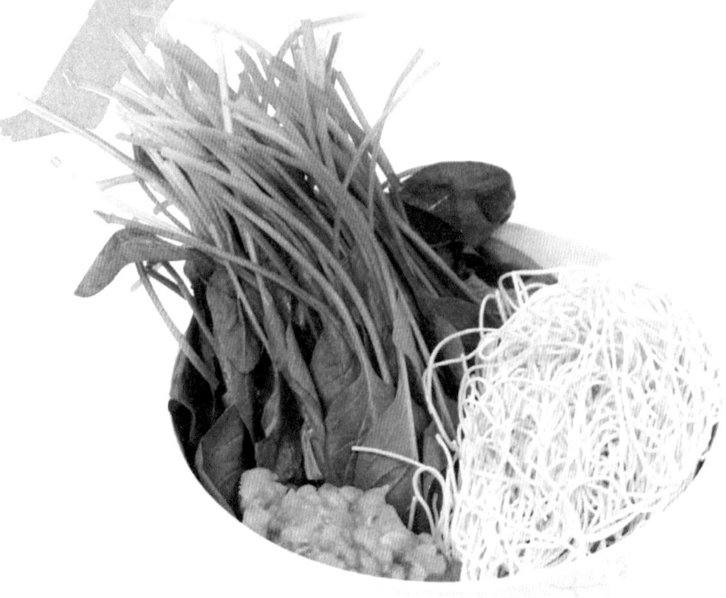

如何计数食物和饮料中的碳水化合物

需要计数的食物			不需要计数的食物
食物名称	重量	碳水化合物含量	瘦猪肉、香油、酱油、精盐、味精、葱、姜
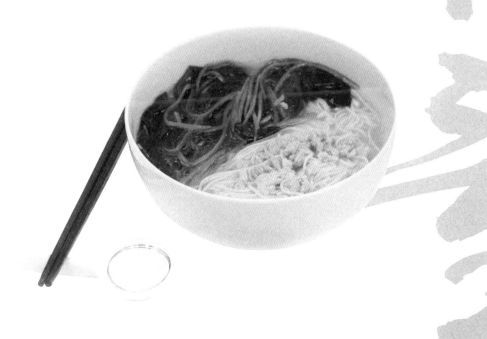面粉	200 克	查附录 1 1 份富强粉重量为 20 克、含有碳水化合物 15 克。 200 克富强粉即 10 份、含有碳水化合物 150 克	
菠菜	150 克	查附录 1 1 份菠菜的重量为 100 克、含有碳水化合物 5 克。 150 克菠菜即 1.5 份、含有碳水化合物 7.5 克	
总计		150 ＋ 7.5 ＝ 157.5（克）	

你要吃的食物重量：这份面条假如你吃了 1／2 碗

碳水化合物含量：157.5／2 ＝ 78.7 克 ≈ 79 克

4. 牛肉胡萝卜水饺

【原料】

面粉 500 克，牛肉末 250 克，胡萝卜、白菜各 250 克，烹调油 30 毫升，香油 20 毫升，酱油 100 毫升，精盐 5 克，味精 3 克，花椒 17 粒，葱、姜末少许。

【制法】

（1）将胡萝卜去头尾洗净，擦成细丝，白菜去头洗净，切碎，将两种菜放入开水锅略焯一下，捞出晾凉，挤出水分。花椒泡水备用。

（2）将花椒水（100 克）加在牛肉末中，搅拌至有黏性，再加入酱油、葱末、姜末、调料搅拌，最后放入胡萝卜、白菜拌匀成馅。

（3）将面粉放入盆内，加入冷水 250 克和成面团，揉匀揉透，稍醒，擀成 60 个面皮，包成饺子，薄边大肚，下沸水锅内煮熟，捞出即可。

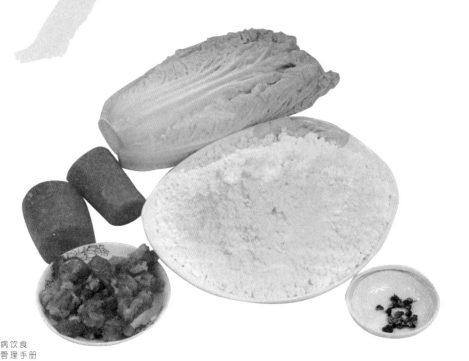

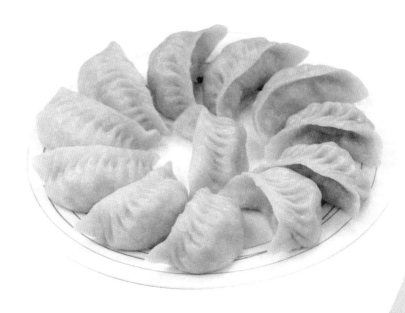

需要计数的食物			不需要计数的食物
食物名称	重量	碳水化合物含量	牛肉末、烹调油、香油、酱油、精盐、味精、花椒、葱、姜
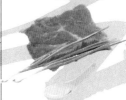面粉	500 克	查附录 1 1 份富强粉重量为 20 克，含有碳水化合物 15 克。500 克富强粉即 25 份，含有碳水化合物 375 克	
胡萝卜	250 克	查附录 1 1 份胡萝卜重量为 100 克，含有碳水化合物 5 克。250 克胡萝卜即 2.5 份，含有碳水化合物 12.5 克	
白菜	250 克	查附录 1 1 份白菜重量为 100 克，含有碳水化合物 5 克。250 克白菜即 2.5 份，含有碳水化合物 12.5 克	
总计		375 + 12.5 + 12.5= 400 克 每个饺子中的碳化合物含量： 400 克 / 60 个 = 6.7 克／个	

你要吃的食物重量：假如你吃了 12 个。碳水化合物含量： 12 × 6.7 = 80.4 克 ≈ 80 克

小结：

- 计数食物中碳水化合物克数或交换份。

- 使用碗或汤匙、电子秤称重所要吃的食物来积累食物份量大小的经验。

- 应先计算出一餐中各种食物的碳水化合物总量，然后再做四舍五入。

- 当胰岛素注射剂量的小数点为 0.5 时，是进位还是退位需要根据具体情况来定。

- 可以为碳水化合物计数提供非常有用的信息
  - 碳水化合物含量表（本书附录 1）
  - 食品标签
  - 食谱

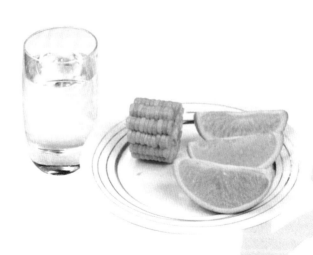

2 型糖尿病患者如何制订饮食计划
（基础碳水化合物计数法）

本章将讨论

- 基础碳水化合物计数法

- 糖尿病饮食计划总原则

- 2 型糖尿病饮食计划范例

- 蛋白质与脂肪

- 膳食脂肪与糖尿病

- 血糖波动的模式管理

- 常见问题解答

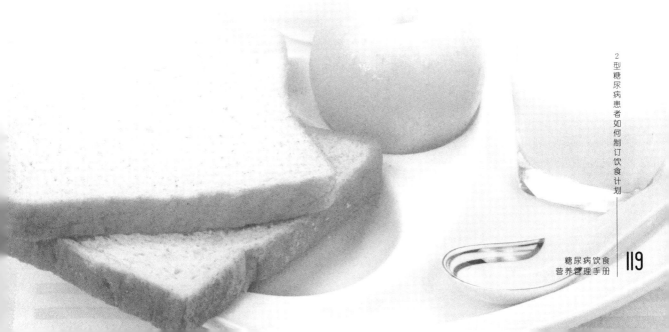

基础碳水化合物计数法

基础碳水化合物计数法是一种结构化的饮食管理方法，用于2型糖尿病患者制订适合自己病情的饮食计划。该方法强调糖尿病饮食管理中保持碳水化合物摄入的时间和数量一致性的原则以及食物、降血糖药物、运动和血糖水平之间的关系。

基础碳水化合物计数法可以确定糖尿病患者每一顿正餐和点心中碳水化合物的允许摄入量。患者要学会如何识别含有碳水化合物的食物，了解每份食物的大小，阅读食品标签以确定食物中的碳水化合物含量以及称量食物等方法。

碳水化合物计数法是以15克碳水化合物为1份碳水化合物交换份为原则。每日同餐次的碳水化合物摄入量和食用时间应保持一致，而食物的种类可以多样化。

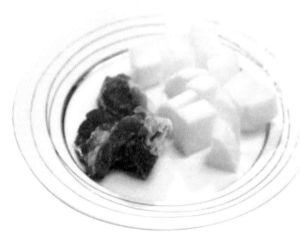

基础碳水化合物计数法适用于以下人群：

想要通过饮食和运动控制血糖的2型糖尿病患者：采用基础碳水化合物计数法以及有规律的运动有助于血糖的控制。

使用胰岛素治疗的2型糖尿病患者：例如患者一天注射两次优泌乐75/25或优泌林70/30。胰岛素作用于血糖达到峰值的关键时期（通常在注射后数小时内），可降低由于饮食导致的血糖上升。因此使用胰岛素的2型糖尿病患者在注射后必须在某一个固定时间点用餐以避免低血糖的发生。

使用固定剂量速效胰岛素的2型糖尿病患者：速效胰岛素如门冬胰岛素、优泌乐及赖谷胰岛素等，注射后10~20分钟起效，40~50分钟内达到峰值，持续作用时间为3~5小时。通过摄入事先确定好的碳水化合物数量及注射固定剂量的速效胰岛素，2型糖尿病患者可以很好地控制餐后血糖水平。

想要通过饮食减轻体重的患者：这些患者可根据饮食计划中安排的每一餐应摄入的碳水化合物克数或份数就餐。通过控制每一餐的碳水化合物摄入量，则能量摄入量也是相对较为固定。

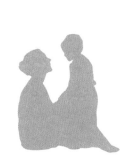
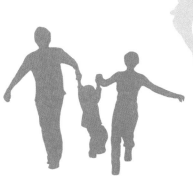
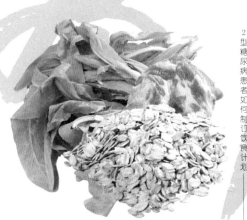

糖尿病饮食计划总原则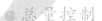

- 总量控制
- 均衡分配
- 少量多餐
- 保持一致性

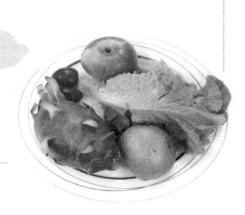

如何制订适合自己的饮食计划

糖尿病饮食营养治疗计划就是根据上述四项原则来制订的。现在就拿出笔和纸，一边跟随本书讲述的四项原则来逐一解读，一边练习如何制订适合自己的饮食计划。

总量控制

需要控制的总量是指热量和碳水化合物量。控制热量是为了将体重维持在理想体重范围内，控制碳水化合物的摄入量则可以控制血糖水平。

计划总量

- 热量
- 碳水化合物

每日热量需要量

每一个人的热量需要量均是不同的。热量需要量取决于很多因素，如年龄、体形及每日体力活动情况等。如果热量摄入量高于需要量，则会出现体重过重；如果热量摄入量低于需要量，则会出现体重减轻的情况。

1. 确定理想体重

理想体重（千克）= 身高（厘米）-105（男）

理想体重（千克）= 身高（厘米）-105-2（女）

2. 确定体型

方法1：采用实测体重超过理想体重的百分比的
办法判断。

计算公式：（实测体重－理想体重）÷ 理想体
重 ×100%。

体形判断：

如果实测体重大于标准体重，得到的结果为正
值；如果实测体重小于理想体重，得到的结果为
负值。

得到的结果如果在 +10%~-10%，为正常体重或
体形；

如果在 +11%~+20%，为超重；超过 20% 为肥胖；

如果在 -11%~-20%，为过轻；低于 -20%，为消瘦。

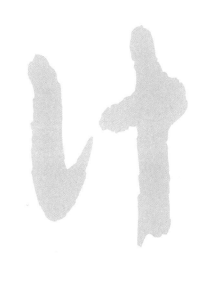

方法2：根据体质指数（BMI）确定体形。

体质指数的计算公式: 体重（千克）÷ 身高（米^2）。

体形判断：

根据表 5-1 判断。

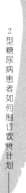

表5-1 体质指数分类

营养状况	体质指数 [体重（千克）/身高（米）^{2}]	与理想体重比较 (%)
消 瘦	< 18.5	> -10
正 常	18.5~23.9	-10~+10
超 重	24~27.9	+10~+20
肥 胖	＞28	> +20

3. 选择热量系数

每日体力活动水平不同，所需要的热量也不同。确定理想体重和体形后，可根据下表确定热量系数。

表5-2 成年糖尿病患者每日热量需要量（千卡/千克理想体重）

体形	极轻劳动	轻度劳动	中度劳动	重度劳动
消瘦	30	35	40	45
正常	15~20	30	35	40
肥胖	15	20~25	30	35

4. 确定每日热量需要量

将你的理想体重 × 表5-2的热量系数即可得到你一日所需要摄入的热量。

例如，你的理想体重为60千克，体形正常，轻度体力劳动，则你每日需要的热量为60×30 = 1800千卡。

注：1千卡 = 4.18千焦

如果你需要改变体重，你可以按照下列方法进行：

（1）要减轻体重：从每日热量需要量中减去 500千卡，可以在1周内减轻约0.5千克；

（2）要增加体重：在每日的热量需要量基础上再增加500千卡，可以在1周内增加0.5千克。

2型糖尿病患者如何制订饮食计划

每一个糖尿病患者的每日碳水化合物摄入量均不相同，一般来说应占每日总热量需要量的55%~65%。

每日所需要的碳水化合物的数量（克）计算公式：

每日热量需要量 ×55%~65% ÷ 4。

因为糖尿病健康膳食指南推荐碳水化合物应占总热量摄入量的55%~65%，而每克碳水化合物在体内可产生4千卡的热量。

例如，一位实际体重为60千克、身高172厘米的男性糖尿病患者，职业为教师。他每日热量需要量及碳水化合物的允许摄入量计算如下：

A. 计算理想体重，以判断体形

（1）理想体重：172-105=67（千克）；

（2）体形：（60-67）÷67×100% = -10.4%，基本可算为正常体重。

（3）或计算体质指数：$60 \div 1.72^2 = 20.3$，查表5-1得出体形正常的结论。

B. 确定热量系数

该病人的职业为教师，属于轻体力劳动。查表5-2，每日热量系数为30千卡／千克理想体重。

C. 计算每日热量需要量

每日热量需要量：67×30 = 2010（千卡）

2型糖尿病患者如何制订饮食计划

D. 计算每日允许摄入的碳水化合物数量

(1) $2010 \times 60\% \div 4 = 301.5$(克)

(2) 为方便计数,取 300 克

(3) 你也可以从表 5-3 查出所需要的碳水化合物摄入量,如每日热量需要 2000 千卡的糖尿病患者每日最多可以摄入 300 克碳水化合物。

表 5-3 每日不同热量摄入水平允许摄入的碳水化合物数量

每日热量需要量 (千卡)	每日碳水化合物最大摄入量 (克)
1400	210
1500	225
1600	240
1700	255
1800	270
1900	285
2000	300
2100	315
2200	330
2300	345
2400	360

- 上表按碳水化合物占热量来源的 60% 计算。为方便起见,按整数计算。

- 按碳水化合物占热量来源的不同比例计算,得到的碳水化合物摄入量不同。碳水化合物摄入量越少,意味着主食量少、荤素菜量多。

- 患者可以结合自己的饮食习惯确定碳水化合物占热量来源的比例,但应在中国居民膳食指南建议的 55%~65% 之内。

现在得到的热量和碳水化合物摄入量是一日应摄入的总量，如何按比例分配到每一餐中去，患者要结合自己的情况。

表 5-4 列出了推荐的糖尿病饮食计划。该表将每日碳水化合物的总量科学地分配到了一日三顿主餐及点心中。

例如，如果你每日的热量需要量为 1800 千卡，在热量需要量一栏查到 1800，随之可以查到每日的碳水化合物摄入总数量为 270 克，每日三顿正餐及三顿点心应摄入的碳水化合物数量分别为 65 克和 25 克。

表 5-4 糖尿病患者每日碳水化合物分配表

每日热量 需要量 （千卡）	每日碳水化合物 摄入总量 （克）	早餐 （克）	上午 点心 （克）	午餐 （克）	午后 点心 （克）	晚餐 （克）	夜点心 （克）
1400	210	55	15	55	15	55	15
1500	225	60	15	60	15	60	15
1600	240	60	20	60	20	60	20
1700	255	65	20	65	20	65	20
1800	270	65	25	65	25	65	25
1900	285	70	25	70	25	70	25
2000	300	70	30	70	30	70	30
2100	315	75	30	75	30	75	30
2200	330	75	35	75	35	75	35
2300	345	80	35	80	35	80	35
2400	360	85	35	85	35	85	35

注：1. 碳水化合物的总数量为方便起见取整数，按占总能量的 60% 计算而得。

2. 不必每日均吃六餐，但少量多餐更有利于血糖控制。

少量多餐

用餐次数减少会使代谢变慢，出现血糖波动，之后又可能会导致进食过量，因此少量多餐更加有利于使血糖水平相对平稳。

将一天需要吃的食物有计划、均衡地分配到正餐和点心中。早、午、晚三顿正餐必不可少。是否吃点心则取决于个人习惯，但研究表明糖尿病患者少食多餐更有利于血糖的控制。为了避免夜间低血糖的发生，建议要吃夜点心。

如果少于六餐，可将表 5-4 中点心的碳水化合物数量均衡地分到正餐和（或）其他点心中。

例

- 你每日热量需要量为 2000 千卡，查表 5-3，每日碳水化合物摄入量为 300 克（碳水化合物占总能量 60%）。

- 查表 5-4，一日六餐碳水化合物分配方案为：三顿正餐摄入 70 克，三顿点心摄入 30 克，总计一天摄入碳水化合物 300 克。

- 现在你想吃三顿正餐及一顿夜点心。

- 碳水化合物分配方案可以为：三顿正餐每餐吃 85 克，夜点心吃 45 克。一日碳水化合物摄入总量为：$85 \times 3 + 45 = 300$ 克。

- 注意：加餐点心的热量和碳水化合物量均包含在饮食计划之中。

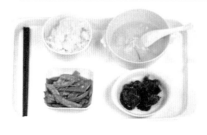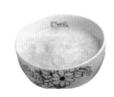

　　早、午和晚三餐不一定要吃相同数量的碳水化合物，但是重要的是每一天的相同餐次应保持碳水化合物的摄入量相同。

　　例如，星期一的晚餐吃 70 克碳水化合物。那么之后的晚餐均应摄入 70 克碳水化合物。如果星期二的晚餐吃 30 克碳水化合物，餐后血糖波动幅度会很大，肯定不利于对糖尿病的控制。星期二晚餐的碳水化合物摄入量应与星期一晚餐大致相同是非常重要的，可以使血糖平稳，或者波动的幅度很小，有利于通过进一步地调整饮食、药物或运动将血糖降到目标范围内。

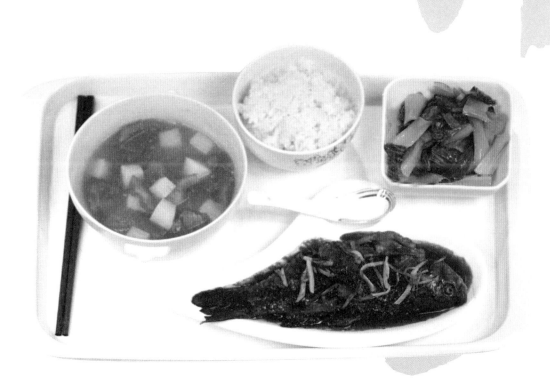

2 型糖尿病患者如何制订饮食计划

2 型糖尿病饮食计划制订范例

现在我们已经具备运用碳水化合物计数法来制定每日饮食计划的必备知识了，接下来要做的就是熟练掌握并运用到日常的糖尿病饮食管理中。

现在让我们来为上述患糖尿病的教师计划一日的饮食。

（1）患者男性，2 型糖尿病，体重 60 千克，身高 172 厘米，教师。

（2）确定每日总热量需要量

　　A. 先由身高、体重计算理想体重为 67 千克

　　B. 判断患者的体形为正常体形

　　C. 根据患者的职业，查表 5-2 得到热量系数

　　D. 根据热量系数和理想体重计算出该患者每日的热量需要量为 $30 \times 67 = 2010$（千卡）。

（3）确定该患者一日允许摄入的碳水化合物数量。

按碳水化合物的摄入量占全天总热量需要量的 60% 计算（$2010 \times 60\% \div 4$），为 300 克。或者查表 5-3，得出 300 克。

（4）查表 5-4，得到碳水化合物在一日各餐中的合理分配，即早餐、午餐和晚餐分别为 70 克，上午点心、下午点心和夜点心分别为 30 克。

（5）开始计划食谱

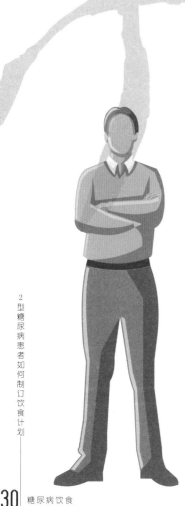

早餐（碳水化合物最大摄入量为 70 克）。

食物	数量	碳水化合物交换份	碳水化合物含量（克）
切片面包	3 片	3	3 × 15 = 45
脱脂牛奶	1 杯（240 毫升）	1	1 × 12 = 12
煮鸡蛋	1 只	0	0
苹果（红富士）	半只（150 克）	1	1 × 15 = 15
			合计：72（克）

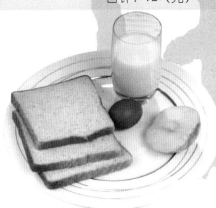

上午点心（碳水化合物最大摄入量为 30 克）。

食物	数量	碳水化合物交换份	碳水化合物含量（克）
饼干	6 片	2	2×15=30
水	1 杯	0	0
			合计：30（克）

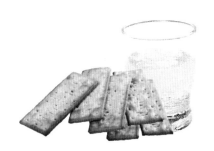

午餐（碳水化合物最大摄入量为 70 克）。

食物	数量	碳水化合物交换份	碳水化合物含量（克）
红烧鳊鱼	鳊鱼 1 条（重量 150 克，可食重量 90 克）	0	0
	油 1 勺（5 毫升）	0	0
炒菠菜	菠菜 100 克	1	1 × 5 = 5
	油 1 勺（5 毫升）	0	0
排骨萝卜汤	排骨 50 克	0	0
	萝卜 100 克	1	1 × 5 = 5
	油 1 勺（5 毫升）	0	0
米饭	1 碗（240 克）	4	4 × 15 = 60
			合计：70（克）

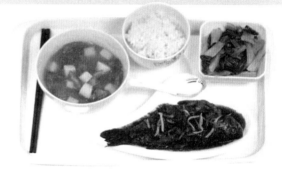

下午点心（碳水化合物最大摄入量为 30 克）。

食物	数量	碳水化合物交换份	碳水化合物含量（克）
煮鲜玉米	一小段（75 克）	1	1 × 15 = 15
橙子	1 只（140 克）	1	1 × 15 = 15
水	1 杯	0	0
			合计：30（克）

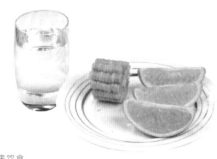

晚餐（碳水化合物最大摄入量为 70 克）。

食物	数量	碳水化合物交换份	碳水化合物含量（克）
青椒牛肉丝	牛肉 70 克	0	0
	青椒 50 克	0.5	2.5
	油 1 勺（5 毫升）	0	0
开洋刀豆	刀豆 100 克	1	1 × 5 = 5
	开洋 10 克	0	0
	油 1 勺（5 毫升）	0	0
番茄蛋汤	番茄 50 克	0.5	2.5
	鸡蛋 1 只	0	0
	油 1 勺（5 毫升）	0	0
米饭	1 碗（240 克）	4	4 × 15 = 60
			合计：70（克）

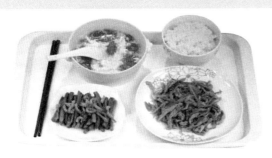

夜点心（碳水化合物最大摄入量为 30 克）。

食物	数量	碳水化合物交换份	碳水化合物含量（克）
小餐包	小（30 克）	1	1 × 15 = 15
酸奶	1 杯（120 毫升）	1	1 × 12 = 12
			合计：27（克）

2 型糖尿病患者如何制订饮食计划

该患者一日饮食计划

⬤ 热量 2010 千卡 / 天　⬤ 碳水化合物 300 克 / 天　⬤ 三顿正餐　⬤ 三顿点心

餐次	食物	数量
早餐	切片面包	3 片
	脱脂牛奶	1 杯（240 毫升）
	煮鸡蛋	1 只
上午点心	饼干	6 片
	水	1 杯
午餐	红烧鳊鱼	鳊鱼 1 条（重量 150 克，可食重量 90 克）
	炒菠菜	菠菜 100 克
	排骨萝卜汤	排骨 50 克
		萝卜 100 克
	米饭	1 碗（240 克）
下午点心	煮鲜玉米	一小段（75 克）
	橙子	1 只（140 克）
	水	1 杯
晚餐	青椒牛肉丝	牛肉 70 克
		青椒 50 克
	开洋刀豆	刀豆 100 克
		开洋 10 克
	番茄蛋汤	番茄 50 克
		鸡蛋 1 只
	米饭	1 碗（240 克）
夜点心	小餐包	小（30 克）
	酸奶	1 杯（120 毫升）

⬤ 全天烹调油用量控制在 25 毫升，盐 6 克

2 型糖尿病患者如何制订饮食计划

现在你来试一下：

麻女士，2型糖尿病，体重64千克，身高162厘米，办公室职员。她如何制订自己的饮食计划及3日食谱？

1. 确定总量（热量、碳水化合物量）

步骤	内容	备注
理想体重	＿＿＿＿＿ 千克	
判断体型	＿＿＿＿＿	
选择热量系数	＿＿＿＿＿ 千卡 / 每日	
每日热量需要量	＿＿＿＿＿ 千卡 / 日	
每日碳水化合物摄入量	＿＿＿＿＿ 克 / 日	或直接查表 5-3

2. 均衡分配热量和碳水化合物

查表 5-4，得到麻女士一日碳水化合物分配表

餐次	早餐	上午点心	午餐	下午点心	晚餐	夜点心
碳水化合物摄入量						

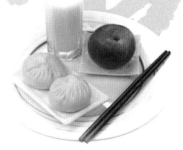

3. 将饮食计划转化为一日食谱

麻女士计划吃三顿正餐、三顿点心，习惯上喜欢肉类和豆制品。

第一天

餐次	碳水化合物摄入量	食　物	碳水化合物交换份计算
早餐	克		份
	克		份
	克		份
上午点心	克		份
	克		份
午餐	克		份
	克		份
	克		份
下午点心	克		份
	克		份
晚餐	克		份
	克		份
	克		份
夜点心	克		份
	克		份
	克		份

餐次	碳水化合物摄入量	食 物	碳水化合物交换份计算
早餐	克 克 克		份 份 份
上午点心	克 克		份 份
午餐	克 克 克		份 份 份
下午点心	克 克		份 份
晚餐	克 克 克		份 份 份
夜点心	克 克 克		份 份 份

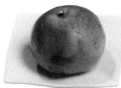

第三天

餐次	碳水化合物 摄入量	食 物	碳水化合物 交换份计算
早餐	克		份
	克		份
	克		份
上午点心	克		份
	克		份
午餐	克		份
	克		份
	克		份
下午点心	克		份
	克		份
晚餐	克		份
	克		份
	克		份
夜点心	克		份
	克		份
	克		份

1. 确定总量（热量、碳水化合物量）

步骤	内容	备注
理想体重	162 −107 = 55千克	
判断体形	(64 −55) ÷ 64 × 100% = 14.1%	超重，需要减体重
选择能量系数	25千卡/日	
每日能量需要量	25 × 55 = 1375千卡/日 为计算方便，取1400千卡/日	减重饮食，可能有饥饿感
每日碳水化合物摄入量	1400 × 60% ÷ 4 =210（克）	或直接查表5-3

2. 均衡分配能量和碳水化合物

查表 5-4，得到麻女士一日碳水化合物分配表

餐次	早餐	上午点心	午餐	下午点心	晚餐	夜点心
碳水化合物摄入量（克）	55	15	55	15	55	15

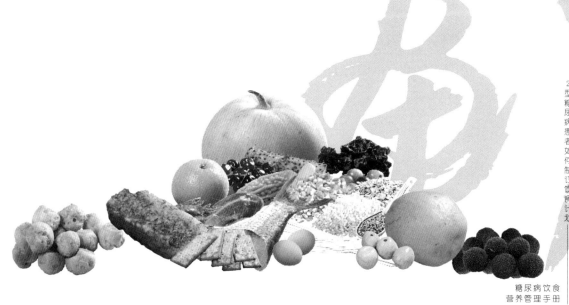

第一天

麻女士计划吃三顿正餐、三顿点心，习惯上喜欢肉类和豆制品。

餐次	碳水化合物摄入量	食物		碳水化合物交换份计算
早餐	55 克	肉包	2 个（40 克 / 个）	2 份 × 15 = 30 克
		低脂牛奶	1 杯 (240 毫升)	1 份 × 12 = 12 克
		苹果	1 个 (150 克)	1 份 × 15 = 15 克

小计：57 克

上午点心	15 克	燕麦片	25 克	1 份 × 15 = 15 克

餐次	碳水化合物摄入量	食物		碳水化合物交换份计算
午餐	55 克	萝卜烧肉		
		五花肉	80 克	0 份
		萝卜	100 克	1 份 × 5 = 5 克
		炒青菜		1 份 × 5 = 5 克
		肉丝豆腐羹		
		肉丝	50 克	0 份
		豆腐	140 克 (1/3 盒)	0 份
		米饭	180 克 (3/4 碗)	3 份 × 15 = 45 克

小计：55 克

下午点心	15 克	葡萄	170 克 (13 粒)	1 份 × 15 = 15 克

餐次	碳水化合物摄入量	食物		碳水化合物交换份计算
晚餐	55 克	葱烤鲫鱼	200 克（1 条）	0 份
		芹菜肉丝		
		芹菜	100 克	1 份 × 5 = 5 克
		肉丝	50 克	0 份
		番茄土豆汤		
		番茄	100 克	1 份 × 5 = 5 克
		土豆	50 克	0.5 份 × 15 = 7.5 克
		米饭	150 克(1 碗略少)	2.5 份 × 15 = 37.5 克

小计：55 克

夜点心	15 克	饼干	3 片 (20 克)	1 份 × 15 = 15 克
		水	1 杯	

第二天

麻女士计划吃三顿正餐、三顿点心，习惯上喜欢肉类和豆制品。

餐次	碳水化合物摄入量	食物		碳水化合物交换份计算
早餐	55 克	肉丝汤面		
		肉丝	50 克	0 份
		鸡毛菜	100 克	1 份 × 5 = 5 克
		切面	200 克	3.3 份 × 15 = 50 克

小计：55 克

上午点心	15 克	香蕉 1 只 (120 克)	1 份 × 15 = 15 克

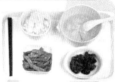

餐次	碳水化合物摄入量	食物		碳水化合物交换份计算
午餐	55 克	糖醋肉排		
		小排骨	100 克	0 份
		精制糖	10 克	1 份 × 10 = 10 克
		炒荷兰豆		1 份 × 5 = 5 克
		虾皮冬瓜汤		
		冬瓜	100 克	1 份 × 5 = 5 克
		虾皮	3 克	0 份
		米饭	140 克(1 碗略少)	2.3 份 × 15 = 35 克

小计：55 克

下午点心	15 克	橘子 140 克 (1 个，小)	1 份 × 15 = 15 克

餐次	碳水化合物摄入量	食物		碳水化合物交换份计算
晚餐	55 克	百叶包肉	2 个	
		猪肉	70 克	0 份
		百叶	25 克	0 份
		洋葱牛肉丝		
		牛肉	50 克	0 份
		洋葱	100 克	1 份 × 5 = 5 克
		丝瓜毛豆汤		
		丝瓜	75 克	0.75 份 × 5 = 3.75 克
		毛豆	25 克	0.25 份 × 5 = 1.25 克
		米饭	180 克 (3/4 碗)	3 份 × 15 = 45 克

小计：55 克

夜点心	15 克	酸奶 1 杯 (120 毫升)	1 份 × 12 = 12 克

第三天

麻女士计划吃三顿正餐、三顿点心，习惯上喜欢肉类和豆制品。

餐次	碳水化合物摄入量	食物		碳水化合物交换份计算	
早餐	55克	馒头	2个	2份 × 15 = 30克	
		粥	3/4碗　150克	1份 × 15 = 10克	
		酱菜	少许	0份	
		橙子	1个　(190克)	1份 × 15 = 15克	小计：55克

上午点心	15克	低脂牛奶　1杯 (240毫升)	1份 × 12 = 12克

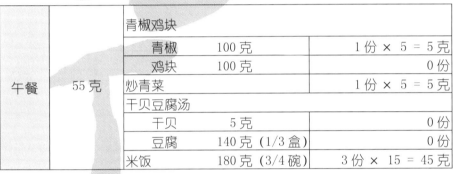

餐次	碳水化合物摄入量	食物		碳水化合物交换份计算	
午餐	55克	青椒鸡块			
		青椒	100克	1份 × 5 = 5克	
		鸡块	100克	0份	
		炒青菜		1份 × 5 = 5克	
		干贝豆腐汤			
		干贝	5克	0份	小计：55克
		豆腐	140克 (1/3盒)	0份	
		米饭	180克 (3/4碗)	3份 × 15 = 45克	

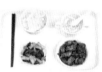

下午点心	15克	小蛋糕　20克（1块）	1份 × 15 = 15克
		水	0份

餐次	碳水化合物摄入量	食物		碳水化合物交换份计算	
晚餐	55克	茭白炒鳝丝			
		鳝丝	75克	0份	
		茭白	100克	1份 × 5 = 5克	
		肉圆	2个（共25克）	0份	小计：55克
		炒韭菜	100克	1份 × 5 = 5克	
		米饭	180克 (3/4碗)	3份 × 15 = 45克	

夜点心	15克	苹果　1个 (170克)	1份 × 15 = 15克

案例小结1　麻女士饮食计划（减轻体重饮食）

每日能量需要量		1400千卡/日					
每日碳水化合物摄入量		210克/日					
碳水化合物分配	餐次	早餐	上午点心	午餐	下午点心	晚餐	夜点心
	碳水化合物摄入量（克）	55	15	55	15	55	15

2型糖尿病患者如何制订饮食计划

案例小结 2　　麻女士 3 天食谱

第一天	
餐次	食物
早餐	肉包　　　　　　 2个 （40克/个） 低脂牛奶　　　　 1杯 （240毫升） 苹果　　　　　　 1个 （150克）
上午点心	燕麦片　　　　　 25克
午餐	萝卜烧肉 　五花肉　　　　 80克 　萝卜　　　　　 100克 炒青菜　　　　　 100克 肉丝豆腐羹 　肉丝　　　　　 50克 　豆腐　　　　　 140克 （1/3盒） 米饭　　　　　　 180克 （3/4碗）
下午点心	葡萄　　　　　　 170克 （13粒）
晚餐	葱烤鲫鱼　　　　 200克 （1条） 芹菜肉丝 　芹菜　　　　　 100克 　肉丝　　　　　 50克 番茄土豆汤 　番茄　　　　　 100克 　土豆　　　　　 50克 米饭　　　　　　 150克 （1碗略少）
夜点心	饼干　　　　　　 3片 （20克） 水　　　　　　　 1杯

第二天	
餐次	食物
早餐	肉丝汤面 　肉丝　　　　50克 　鸡毛菜　　　100克 　切面　　　　200克
上午点心	香蕉　　　　　1只（120克）
午餐	糖醋肉排 　小排骨　　　100克 　精制糖　　　10克 炒荷兰豆　　　100克 冬瓜虾皮汤 　冬瓜　　　　100克 　虾皮　　　　3克 米饭　　　　　140克（1碗略少）
下午点心	桔子　　　　　140克（1个，小）
晚餐	百叶包肉　　　两个 　猪肉　　　　70克 　百叶　　　　25克 洋葱牛肉丝 　牛肉　　　　50克 　洋葱　　　　100克 丝瓜毛豆汤 　丝瓜　　　　75克 　毛豆　　　　25克 米饭　　　　　180克（3/4碗）
夜点心	酸奶　　　　　1杯（120毫升）

第三天	
餐次	食物
早餐	馒头　　　　　　2个（35克/个） 粥　　　　　　　2/3碗（100克） 酱菜　　　　　　少许 橙子　　　　　　1个（190克）
上午点心	低脂牛奶　　　　1杯（240毫升）
午餐	青椒鸡块 　青椒　　　　　100克 　鸡块　　　　　100克 　炒青菜　　　　100克 干贝豆腐汤 　豆腐　　　　　140克（1/3盒） 　干贝　　　　　5克 米饭　　　　　　180克（3/4碗）
下午点心	小蛋糕　　　　　20克（1块） 水　　　　　　　1杯
晚餐	茭白炒鳝丝 　鳝鱼　　　　　75克 　茭白　　　　　100克 肉圆　　　　　　两个（共25克） 炒韭菜　　　　　100克 米饭　　　　　　180克（3/4碗）
夜点心	苹果　　　　　　1个（150克）

蛋白质和脂肪

碳水化合物计数法的重点是计算食物中的碳水化合物量。如果你按推荐的数量摄入蛋白质和脂肪，则蛋白质和脂肪对血糖水平几乎没有什么影响。尽管如此，你仍然不能忽视含有蛋白质和脂肪的食物。

不能忽视蛋白质和脂肪摄入量的原因

蛋白质和脂肪也产生热量，虽然蛋白质和脂肪并不直接影响血糖水平，但摄入过多会使体重增加。

膳食中的脂肪和蛋白质可以减缓血糖升高的速度，延缓餐后血糖峰值的到来。当你进食高蛋白质饮食时，你的血糖升高的速度很缓慢。而你进食高脂肪饮食时，餐后 2 小时血糖可能是正常的，而餐后 4 小时血糖出现峰值。降糖药物量是按餐后 2 小时时药效最大来确定的。因此，高蛋白质、高脂肪饮食不利于药物发挥最佳作用。

进食太多的蛋白质，尤其是动物性蛋白质，不可避免地脂肪摄入量高，这对所有人都是不健康的。

脂肪和蛋白质的作用

我们的身体需要蛋白质来构建肌肉，蛋白质是由氨基酸组成的。有趣的是有几种氨基酸可以被转变为葡萄糖。这些葡萄糖能进入血液用来产生热量。

此外，我们的机体也需要脂肪，但需要量比较少。脂肪的一个重要功能就是携带脂溶性维生素 A、维生素 D、维生素 E 和维生素 K。一些必需脂肪酸必须从食物中获得；脂肪供给机体热量，保护重要的脏器。脂肪还使食物具有独特的风味。

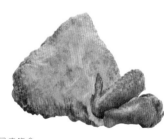

研究表明，蛋白质可以使 2 型糖尿病患者产生一些胰岛素，而这种胰岛素量的增加事实上可使血糖水平降低。对于 1 型糖尿病患者来说，蛋白质对血糖几乎没有任何影响。

目前糖尿病的权威医疗机构对于糖尿病患者的膳食蛋白质摄入建议见第 2 章。糖尿病患者在日常生活中，要仔细监测血糖，观察哪种食物蛋白质更适合自己。有些人每一餐摄入一些蛋白质感觉会很好，有些人觉得睡前点心中加入一些蛋白质很有帮助，而有些人觉得增加蛋白质并无变化。

高蛋白质饮食往往也是高脂肪饮食。这种饮食延缓血糖升高的速度。也就是说，大量摄入的蛋白质和脂肪会使膳食中碳水化合物被消化、吸收，转变为血糖的速度减慢了。这主要是因为胃排空延缓。如果你在晚餐吃了 100 克红烧肉，但你检查餐后 2 小时血糖时，你会惊讶地发现血糖水平并没有你想象的那么高。而当你检查餐后 3~4 小时血糖时，此时血糖已经很高了。

记住：

● *最健康的方式是吃适量的蛋白质和脂肪。*

● *动物性食物每日不超过 200~300 克。*

● *尽可能以大豆制品替代动物性食物。*

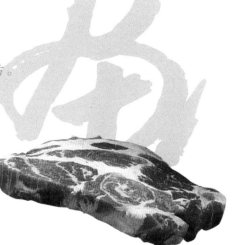

2 型糖尿病患者如何制订饮食计划

目前，美国糖尿病学会的建议，糖尿病患者每日蛋白质的摄入量应占总热量的 10%~20%。

蛋白质的来源：

- 动物性食物，如家禽、乳类、肉类、鱼类等。

- 植物性食物，如大豆和谷类。

当 24 小时尿中蛋白质为 3~300 毫克时，则可被诊断为糖尿病肾病。这类患者蛋白质的摄入量要严格控制。糖尿病肾病患者蛋白质摄入量可遵循美国肾脏学会指南建议的每日 0.4~0.8 克／千克体重，或占总热量的 10%。糖尿病肾病早期阶段的治疗还应包括血压控制及使用血管紧张素转换酶抑制剂等。更详细知识，请参阅《慢性肾病饮食营养治疗》（谢良民主编，上海科学技术文献出版社，2013）、《透析患者饮食营养治疗》（谢良民主编，上海科学技术文献出版社，2013）。

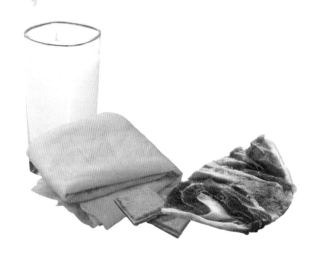

脂肪与糖尿病

患有糖尿病时，罹患心脏病的危险性也增高。实际上，2 型糖尿病患者患心脏病的危险性较未患糖尿病的人高出 2~4 倍。很多糖尿病患者，尤其是 2 型糖尿病患者存在着的一个很大问题就是血脂水平异常。

糖尿病患者血脂异常

1 型糖尿病患者及腰腹部肥胖的 2 型糖尿病患者甘油三酯水平高、HDL 胆固醇（好胆固醇）水平低。

2 型糖尿病患者 LDL 胆固醇（坏胆固醇）水平高。

正是由于糖尿病患者患心脏病的危险增高，糖尿病营养治疗原则建议少吃饱和脂肪。减少摄入饱和脂肪、总脂肪及胆固醇的简便方法是选择低脂、无脂的食物（注意这类食物中的碳水化合物的含量）。现在，市场上已经有精瘦肉、去皮鸡、低脂奶酪、无脂牛奶及其他低脂乳制品等供应，这使得减少饱和脂肪和胆固醇的摄入变得更加容易。

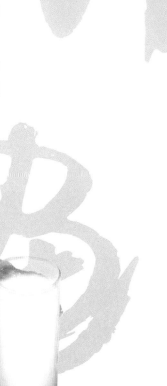

糖尿病饮食
营养管理手册 149

要确定你应该吃多少脂肪及吃何种类型脂肪，首先你需要清楚你的血脂水平是否正常（参见第1章表1-3），建议成年患者每年应检查一次血脂。如果你的血脂水平在正常范围内，则可以每两年检查一次。如果血脂不正常，应向医生咨询，积极治疗。

● 如果体重正常，且血脂也正常，脂肪摄入量可以占总热量的30%，其中的饱和脂肪不能超过总热量的10%，单不饱和脂肪（菜籽油、橄榄油、花生油等）应占总热量的10%~15%，每日胆固醇的摄入量不要超过300毫克。

● 如果要减轻体重，则应将脂肪的摄入量减低至总热量的30%以下。

● 必要时，可向营养师咨询。

每日脂肪摄入量

你不需要特别注意每日的食物交换份中的脂肪。表5-5列出在各种热量摄入水平时，饮食脂肪占总热量的20%~30%时的脂肪克数。

表 5-5 糖尿病患者每日脂肪摄入量

脂肪摄入量 占总热量的比例	每日总脂肪摄入水平（克）					
	能量摄入水平					
	1200 千卡	1400 千卡	1600 千卡	1800 千卡	2200 千卡	2800 千卡
脂肪克数占总热量 20% 时	27	31	36	40	49	62
脂肪克数占总热量 30% 时	40	47	53	60	73	93

从每日脂肪摄入的克数表中能学到什么？

看了 5-5 表后，你是否感觉不清楚你每日究竟要吃多少脂肪，吃何种类型的脂肪？

下面让我们来看一个每日摄入热量 1500 千卡的例子。

总热量摄入量：1500 千卡

脂肪占总热量的 30%：1500×30%=450（千卡）。

每克脂肪提供 9 千卡热量，要提供 450 千卡热量的脂肪克数：450÷9=50（克）。

现在你可以分别计算出饱和脂肪和多不饱和脂肪的克数了。

饱和脂肪和多不饱和脂肪各占总热量的 10%：1500×10%=150（千卡）。

这类脂肪的克数分别为：150÷9=17（克）饱和脂肪和 17 克多不饱和脂肪。

要摄入的单不饱和脂肪占每日总热量的 10%~15% 所需要的克数应为：1500×15%=225（千卡）。

225÷9=25（克）。

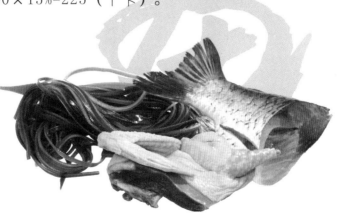

血糖波动的模式管理

现在你已经具有一些运用碳水化合物计数法制订适合自己的饮食计划并进行饮食管理的经验了，而且你也发现血糖的波动没有以前那么剧烈了。但是，你是否发现自己的血糖有时仍然超出目标范围？有时你觉得已经很严格执行碳水化合物计数法制订的饮食计划中的碳水化合物摄入数量了，但是还是感到血糖水平与所摄入的碳水化合物数量不相符，还是高的，这令人很沮丧。毫无疑问，管理血糖水平是一件很复杂的事情。记住：你不可能在所有的时间里都能完美地控制你的血糖，因为影响餐后血糖的因素有很多。

影响餐后血糖水平的因素：

正餐或点心中的碳水化合物数量以及进餐时间。

进食前的血糖水平。餐前高血糖水平会与所进食的碳水化合物所升高的血糖值叠加。

应激状态。高应激状态如吵架、紧张、情感波动、惊吓等等会使血糖升高。

昨天和今天的体力活动水平。体力活动可以降低血糖，而且这种作用可以一直持续到第二天。

体内胰岛素抵抗的程度。

正餐或点心中蛋白质和脂肪的含量。高蛋白、高脂肪餐食会延缓碳水化合物的吸收，从而延缓餐后血糖峰值的到来。

进食的速度。进食速度快，碳水化合物被消化吸收得速度就快，血糖浓度就会在短期内迅速升高。

每一个人都是独特的个体。当你每次进食时，都是一个新的生理－化学－情感的综合反应过程。因此，要同时处理能影响餐后血糖水平的这许多因素，唯一有效的方法就是建立自己的"经验数据库"，也就是做记录。向自己的经验学习，记录自己的身体对不同的食物、不同的体力活动和各种应激状况等的反应。这些数据会帮助你找到适合自己病情的血糖控制方式。

　　例如，奶油蛋糕是你最喜爱的点心。如果你想吃一小块，而且还想知道这一小块奶油蛋糕吃下去之后你的血糖会如何变化。那么就计数这一小块奶油蛋糕中碳水化合物的数量，吃下去之后检测餐后血糖，并记录这些重要的数据。这些数据将为你下一次吃奶油蛋糕时提供非常重要的参考信息。如果你还想知道多少剂量的口服降糖药能够覆盖、处理这一小块奶油蛋糕中的碳水化合物，同样也是记录相关数据。

　　再例如，你非常喜欢郊游。出门前你带了一小包葡萄干花生米小吃和简便的午餐。你减少了降糖药的剂量，因为你知道运动可以消耗更多的热量、降低血糖水平。结果怎么样呢？所吃的食物足够吗？还需要再吃一块面包吗？降血糖药物的剂量是否减得太多？血糖值是否比想象的要高？这些重要的信息都是你必须要知道的。

　　通过检测血糖并记录相关信息，向自己过往的经验学习，对于控制血糖极有帮助。当你的经验积累到一定的程度，你就能够准确预测出你的血糖对日常生活中各种情况的反应。

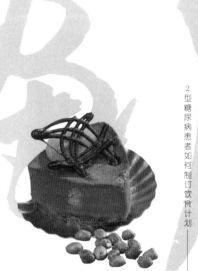

2 型糖尿病患者如何制订饮食计划

血糖波动的模式管理

在养成自我检测血糖并做记录的习惯后，你会很快发现自己血糖水平波动的模式了。血糖波动模式与所吃的食物、体力活动水平、应激状态及糖尿病药物等有关。发现自己的血糖波动模式、找出导致波动的原因、采取正确的措施就是目前美国糖尿病学会等权威医学机构推荐的"血糖模式管理"。

记录何种信息

要进行模式管理，至少要记录 3~7 天如下信息，以便了解你的血糖波动模式：

所吃的食物和饮料的类别和数量

进食正餐和点心的时间

检测血糖的时间

血糖值

正餐或点心中的碳水化合物数量

体力活动的种类和运动时间

糖尿病药物（口服降糖药或胰岛素）的类型、剂量和使用时间

工作日、周末、上学日、休息日或其他

患其他疾病、身体或情感应激、月经等

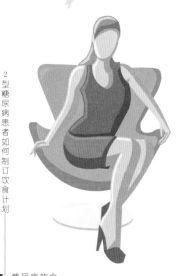

2型糖尿病患者如何制订饮食计划

第 1 步　确定血糖波动的模式

在你的记录表中找出那些高出或低于你的血糖控制目标范围的血糖值，最好用两种颜色标识，一目了然。如果你不清楚自己的目标血糖范围，请向医生咨询。一般来说，2 型糖尿病的理想控制范围如下：

血糖（mmol/L）	空腹　4.4~7.0
	非空腹　< 10.0
HbA1c（%）	< 7.0

中国 2 型糖尿病防治指南（2013 版）

以碳水化合物计数法制订饮食计划后，按谱就餐，检测餐后 2 小时血糖，是了解食物、糖尿病药物或锻炼等对餐后血糖水平影响程度的唯一方法。

第 2 步　确定血糖值高或低的原因

餐前血糖值和餐后血糖值经常不在控制目标范围内吗？带着这个问题分析记录表，了解食物（主要是食物中碳水化合物的数量）、糖尿病药物和体力活动水平等因素影响血糖水平的程度，找出导致血糖值不在控制目标范围内的最可能原因。

如果你的血糖水平高于控制目标范围，应考虑下列一种或数种原因：

糖尿病药物剂量不正确

所进食的正餐或点心中碳水化合物的数量太多

体力活动比计划的要少

身体或情感处于应激状态

进食太多高蛋白食物

进食太多高脂肪食物

如果餐后血糖水平低于控制目标范围，应考虑如下原因：

未按计划的时间进食正餐或点心，而是延迟了进食时间，或未进食

正餐或点心中碳水化合物数量太少

糖尿病药物剂量不正确

体力活动太多

第 3 步　采取措施

你要采取何种措施取决于你在第 2 步中发现了什么问题。对将要采取的措施先列出可能的选项，如：

调整碳水化合物的摄入量或进食时间

减少或增加体力活动

改变糖尿病药物的使用时间或剂量

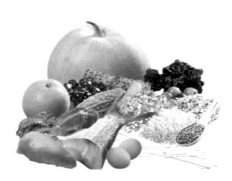

下面以案例的形式来让你了解如何根据记录表确定血糖波动的模式，并学会血糖波动模式管理3步法。

刘先生

58岁，身高172厘米，体重74千克，2型糖尿病。

餐前血糖控制目标：6.7mmol/L

餐后血糖控制目标：8.9mmol/L

进餐时间餐次	糖尿病药物		食物		碳水化合物计数（克）	血糖（mmol/L）		其他
	名称	剂量	名称	数量		餐前时间	餐后时间	
上午8:00（周一）早餐	阿卡波糖	50毫克	肉包	2个（小）	30	7.2 上午7:30	10.1 上午10:00	开始一周工作，焦虑、应激
			鸡蛋	1个	0			
			牛奶	1杯（240毫升）	12			
			苹果	半个（150克）	15			
			总计		57			

进餐时间餐次	糖尿病药物		食物		碳水化合物计数（克）	血糖（mmol/L）		其他
	名称	剂量	名称	数量		餐前时间	餐后时间	
上午8:00（周三）早餐	阿卡波糖	50毫克	切片面包	3片	45	6.7 上午7:30	8.8 上午10:00	早餐前骑自行车半小时
			鸡蛋	1个	0			
			橙子	2个（中）	30			
			苹果	半个（150克）	15			
			总计		57			

2型糖尿病患者如何制订饮食计划

进餐时间餐次	糖尿病药物		食物		碳水化合物计数（克）	血糖（mmol/L）		其他
	名称	剂量	名称	数量		餐前时间	餐后时间	
上午 10:00 (周日) 早午餐	阿卡波糖	50 毫克	米饭	1.5 碗 360 克	90	8.3 上午 9:30	12.3 中午 12:00	
			蘑菇炒青菜	青菜 150 克 蘑菇 50 克	7.5 2.5			
			芋艿烧小排	芋艿 160 克 小排 20 克	30 0			
			清蒸带鱼	带鱼 50 克	0			
			香蕉	160 克（中）	20			
			总计		150			

我们先以 3 天的早餐日记开始，让你大致了解哪些因素影响血糖的变化，然后寻找每日同一时间血糖高值和血糖低值的波动模式。你可以在案例 1 中的 58 岁男性 2 型糖尿病患者刘先生的例子里做练习。刘先生早餐的碳水化合物允许摄入量为 60~75 克，餐前血糖控制目标为 6.7mmol/L，餐后血糖控制目标为 8.9mmol/L。记录表显示了刘先生 3 天的早餐记录，让我们用血糖波动模式 3 步法来讨论他的血糖波动模式以及应该采取何种措施。

案例 1 血糖波动模式管理

第 1 步 确定血糖波动模式

（1）食物：1 月 10 日（周一），刘先生的餐前血糖是 7.2mmol/L，略高于他的血糖控制目标。刘先生在吃了含有 57 克碳水化合物的早餐之后，测得餐后 2 小时血糖是 10.1mmol/L。碳水化合物的摄入量在计划之内。

（2）体力活动：刘先生在早餐前未进行任何体力活动以降低升高的血糖。

（3）药物：记录表中有关糖尿病药物的服用时间、剂量等信息并不全面。阿卡波糖应该在进食第一口餐食前服用，其剂量范围可以是25~100毫克／餐。因此，记录表中应该增加这些重要的信息。

（4）应激状态：周一早晨开始了新的一周的工作，这使得刘先生处于应激状态，也导致了他的餐后2小时血糖值升高。

根据上述分析，可以发现刘先生餐后2小时血糖值超出控制目标，并不是因为早餐食物中碳水化合物数量多所致，而是餐前的高血糖值叠加所致。高应激状态也是餐后血糖值高的原因。

第二次记录的是1月12日（周三），刘先生餐前血糖和餐后血糖均在他的血糖控制目标范围内。分析如下：

（1）食物：记录表显示，刘先生这天的早餐吃了75克碳水化合物，尽管比周一的早餐还多吃了18克，但是他的餐后血糖值在控制目标范围内。这是为什么呢？看他的体力活动。

（2）体力活动：刘先生在早餐前骑自行车半小时。

（3）药物：记录表显示刘先生没有改变糖尿病药物的使用剂量。

（4）应激状态：到周三时，刘先生的应激状态低了下来。

根据上述分析，可以发现体力活动不但可以使餐前高血糖水平降下来，而且还使多吃碳水化合物所致的血糖升高也降了下来。

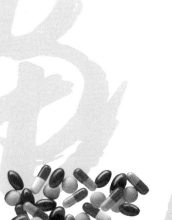

2型糖尿病患者如何制订饮食计划

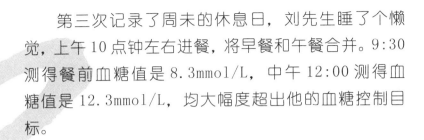

第三次记录了周末的休息日，刘先生睡了个懒觉，上午10点钟左右进餐，将早餐和午餐合并。9∶30测得餐前血糖值是8.3mmol/L，中午12∶00测得血糖值是12.3mmol/L，均大幅度超出他的血糖控制目标。

（1）食物：记录表显示，刘先生这天的碳水化合物摄入量增加了两倍。

（2）体力活动：未进行任何体力活动。

（3）药物：糖尿病药物没有变化。

（4）应激状态：非常放松。

这天餐前和餐后血糖大幅增高的原因就是碳水化合物摄入量太高、没有体力活动。

第2步　找出原因

这份记录表清晰地显示了体力活动对于刘先生控制血糖非常有帮助。他甚至可以在骑自行车锻炼的这天早餐吃更多的碳水化合物而餐后血糖仍能得以控制。

第3步　采取措施

刘先生决定：

（1）每天早晨至少散步或骑自行车锻炼半小时。

（2）继续自我检测血糖。

（3）改变不良的生活习惯，建立规律的生活。

陈先生

52岁，身高170厘米，体重71千克，2型糖尿病。

餐前血糖控制目标：4.4~6.7mmol/L。

餐后血糖控制目标：8.9~10.0mmol/L。

进餐时间餐次	糖尿病药物		食物		碳水化合物计数（克）	血糖（mmol/L）		其他
	名称	剂量	名称	数量		餐前时间	餐后时间	
上午8:00 早餐	无		粱饭	65	49	13.3 上午7:35	17.1 上午10:00	
			油条	1根（大）	45			
			肉松	5克	0			
			豆浆	240毫升	0			
			苹果	1个（大）	30			
			总计		124			

进餐时间餐次	糖尿病药物		食物		碳水化合物计数（克）	血糖（mmol/L）		其他
	名称	剂量	名称	数量		餐前时间	餐后时间	
中午12:00 午餐	无		面条	150克	90	12.7 上午11:45	17.7 下午1:45	
			西芹	100克	5			
			百合	40克	15			
			猪瘦肉	35克	0			
			茨菇	150克	29			
			总计		139			

　　陈先生52岁，身高170厘米，体重71千克，最近才被诊断为2型糖尿病，尚未开始服用糖尿病药物。他的餐前血糖控制目标：4.4~6.7mmol/L，餐后血糖控制目标是8.9~10.0mmol/L。陈先生的饮食从来没有计划。最近他尝试学习用碳水化合物计数法来管理自己的饮食，但他尚不清楚自己每餐应该摄入多少克碳水化合物。他试着记录了一天中2顿餐食及血糖检测值，想看看他所吃的碳水化合物数量对血糖水平究竟有何影响。

案例2血糖波动模式管理

第1步　确定血糖波动模式

　　（1）食物：记录表明，陈先生在血糖值高达13.3mmol/L的伴随下开始了一天的生活。他早餐吃了124克碳水化合物，早餐后2小时血糖值高达17.1mmol/L。午餐前血糖值为12.7mmol/L。午餐吃了139克碳水化合物，午餐后2小时血糖值是17.7mmol/L。因此，刘先生的血糖波动模式是他所有的血糖值均超出了他的餐前、餐后血糖控制目标。

　　（2）体力活动：无。

　　（3）糖尿病药物：无。

　　（4）应激状态：正常。

第2步　找出原因

　　陈先生从记录表中看到了自己的血糖波动模式。他的空腹血糖很高，早餐和午餐碳水化合物的摄入量分别是124克和139克，从而导致餐后血糖水平居高不下。他在餐前、餐后均未进行任何体育锻炼来降低血糖水平。这些重要的信息有助于陈先生采取正确的行动措施。

　　陈先生决定增加体力活动，试着每天在午餐之后散步 30 分钟。刘先生还向专业的营养师进行了咨询，详细了解如何以碳水化合物计数法来制订饮食计划，也确定了将每顿正餐的碳水化合物摄入量控制在 80~90 克。他还准备再保持记录 3 天（周末 1 天，工作日 2 天），以血糖波动模式管理 3 步法分析查找原因，看看是否需要进行进一步的调整食物碳水化合物的摄入量以及体力活动水平等。

案例 3

孟女士

60 岁，身高 158 厘米，体重 69 千克，2 型糖尿病。

餐前血糖控制目标：6.7~7.8mmol/L。

餐后血糖控制目标：8.9~10.0mmol/L。

进餐时间餐次	糖尿病药物		食物		碳水化合物计数（克）	血糖（mmol/L）		其他
	名称	剂量	名称	数量		餐前时间	餐后时间	
上午 8:00（周六）早餐	格列本脲二甲双胍片	500毫克	燕麦片	80 克	48	9.7 上午 7:30	11.6 上午 10:15	
			全脂牛奶	1 杯（240 毫升）	12			
			苹果	1 个（大）	30			
			菜包	1 个	15			
			总计		105			

进餐时间餐次	糖尿病药物		食物		碳水化合物计数（克）	血糖（mmol/L）		其他
	名称	剂量	名称	数量		餐前时间	餐后时间	
中午12:30（周六）午餐			米饭	1碗240克	60	10.9 中午12:15	15.6 下午1:45	
			混炒虾仁 虾仁	80克	0			
			胡萝卜	20克	1			
			茭白	40克	2			
			青椒	20克	1			
			炒蓬蒿菜	100克	5			
			番茄土豆汤 番茄	100克	5			
			土豆	65克	10			
			总计		84			

进餐时间餐次	糖尿病药物		食物		碳水化合物计数（克）	血糖（mmol/L）		其他
	名称	剂量	名称	数量		餐前时间	餐后时间	
下午6:30（周六）晚餐			米饭	1碗240克	60	10.0 下午6:15	12.0 晚上7:50	晚餐前散步30分钟
			水芹炒香干 水芹	100克	5			
			香干	20克	0			
			丝瓜蛋汤 丝瓜	60克	3			
			鸡蛋	1个	0			
			总计		84			

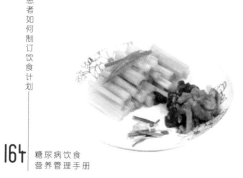
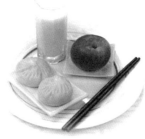
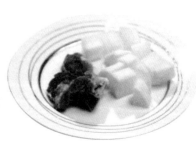

　　孟女士是 60 岁的独居老人，患 2 型糖尿病。她已经学习了碳水化合物计数法。她一直保持记录食物、药物、运动以及自我检测血糖值等信息的良好习惯，看如何能够达到她的血糖控制目标。她的餐前血糖控制目标是 6.7~7.8mmol/L，餐后血糖控制目标是 8.9~10.0mmol/L。由于她独自居住，因此她非常担心自己会发生低血糖症。她经常研究自己记录的控制血糖的各种信息，想要了解自己吃了多少碳水化合物及其对血糖水平有何影响。她还想了解自己的体力活动和糖尿病药物是否对血糖水平的控制有积极的作用。下面是她运用血糖波动模式管理 3 步法对自己记录的信息进行的分析。

　　第 1 步

　　孟女士仔细研究自己的记录表，寻找那些超出自己血糖控制目标的血糖值。她发现早餐前血糖、早餐后血糖、午餐前血糖、午餐后血糖、晚餐前血糖以及晚餐后血糖全部不在控制目标范围内。

　　第 2 步

　　她努力思考着自己血糖波动的模式。她发现早餐吃了 105 克碳水化合物，摄入量太多。午餐和晚餐的碳水化合物摄入量相差不多，分别是 68 克和 84 克，但是她注意到晚餐前 30 分钟的散步使餐后血糖水平低于吃了差不多碳水化合物的午餐后的血糖水平。

　　第 3 步

　　她决定把每顿正餐碳水化合物的摄入量控制在 80~90 克。这意味着早餐要少吃一些，晚餐要多吃一些。通过对碳水化合物计数法制订饮食计划的学习，她认识到相对于她的身高、体重来说，每顿正餐吃 80~90 克的碳水化合物仍然算是大量的，还应该逐步

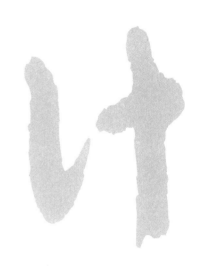

2 型糖尿病患者如何制订饮食计划

地再减少。她还决定分别在早餐前和晚餐前散步 30 分钟。她准备多记录一段时间，看看所采取的这些措施对血糖水平有什么影响。她也想好了下次看病时把碳水化合物摄入量及体力活动变化的记录带给医生看，并向医生咨询药物的问题。

常见问题解答

食物中 15 克碳水化合物能使血糖水平升高多少

没有标准答案。哈佛大学医学院的研究发现，摄入碳水化合物的食物到底能使血糖水平升高多少与体重有关，血糖水平对食物中碳水化合物数量的反应大致如表 5-6。体重 70 千克的人吃含有 15 克碳水化合物的食物会使血糖水平升高 3.3mmol/L 左右。但是，不同的碳水化合物使血糖升高的速度不一样，如简单碳水化合物（果糖、乳糖、蔗糖、葡萄糖等）使血糖快速升高，复杂的碳水化合物（淀粉）使血糖升高的速度较为缓慢。此外，与碳水化合物同时摄入的蛋白质和脂肪的含量、进食的速度等也影响血糖升高的速度。

表 5-6 血糖对食物中碳水化合物数量的反应

体重（千克）	1 克碳水化合物使血糖升高的数值
< 28	0.33~0.55 mmol/L（6~10mg/dl）
29~47	0.28 mmol/L（5mg/dl）
48~76	0.22 mmol/L（4mg/dl）
77~105	0.17 mmol/L（3mg/dl）
> 105	0.05~0.11 mmol/L（1~2mg/dl）

能不能少吃含碳水化合物的食物来调控血糖

食物中影响血糖水平的主要因素是碳水化合物的数量，但是每个人每天的碳水化合物都有一个基本的摄入量，即中国居民膳食指南所提出的平衡膳食中碳水化合物摄入量应占总能量的 55%~65%。因此，糖尿病患者应以碳水化合物计数法计划自己的饮食，知道自己每日每餐应该摄入多少碳水化合物量。对于大多数患者来说，每顿正餐女性应摄入 45~60 克碳水化合物（3~4 份／餐），男性应摄入 60~75 克碳水化合物（4~5 份／餐），每顿点心应摄入 15~30 克碳水化合物（1~2 份）。如果摄入量在此范围内，而血糖仍然超出自己的血糖控制目标范围，则应考虑通过锻炼和（或）调整糖尿病药物来精确调控血糖水平。

30 分钟散步能使血糖水平降低多少

没有答案。大量的研究表明，锻炼之后的 24~48 小时内血糖会降低。锻炼时，肌肉对胰岛素的敏感性增高，血液中更多的葡萄糖进入肌肉，从而使血糖水平减低。但是，2 型糖尿病患者锻炼之后血糖究竟能降低多少则因人而异。总的来说，目前的研究结论是：45 分钟的锻炼能使血糖在 24~48 小时内降低 30%~35%；耐力锻炼或全身抗阻力锻炼，如举重可以减低糖化血红蛋白水平；要达到减轻体重的效果，每周至少要锻炼 5 天，每次至少锻炼 60 分钟，或者每周至少散步 14~16 千米。

为什么有时锻炼会使血糖水平升高

经常性的锻炼可以降低血糖。但是在某些情况下，锻炼反而使血糖升高。这是怎么一回事呢？有两种情况可以出现锻炼时血糖升高的现象：在血糖水平太高之时进行锻炼，这是最常见的情况；另外一种情况就是运动太剧烈。这两种情况下导致血糖升高的原因是一样的，即体内没有足量的胰岛素，不能使血液中的葡萄糖进入肌肉产生能量以满足肌肉运动的需求。此时尽管血液中的葡萄糖水平已经很高了，但是肌肉仍然会发出信号，

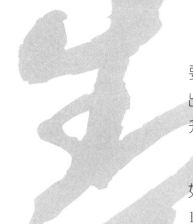

要求机体产生更多的葡萄糖。肝脏此时会根据肌肉发出的信号产生葡萄糖并释放到血液，从而使血糖水平升高。

锻炼前安全的血糖水平是 5.6~13.9mmol/L 。如果血糖低于 5.6mmol/L，应该在运动前摄入含有 15~30 克碳水化合物的点心，如果汁、水果、饼干等。锻炼前血糖水平高于 13.9mmol/L，则进行锻炼是不安全的，此时应该检测尿液中有无酮体。尿中有酮体表明体内没有充足的胰岛素以控制血糖。

在精确调控血糖时如何调整药物剂量

每次调整药物剂量之前均应向医生咨询。

小结：

● 2 型糖尿病患者要根据自己的体形、血糖控制目标、体力活动情况等制订饮食计划。

● 糖尿病饮食原则：

■ 总量控制　　■ 少量多餐

■ 均衡分配　　■ 保持一致性

● 尽可能每餐碳水化合物的摄入量与前一日同餐次的摄入量保持一致。这对于稳定血糖、避免大幅波动有好处。

● 按饮食计划进食的同时，要进行血糖的自我监测。在血糖趋于平稳后，通过调整碳水化合物摄入量、运动、药物等将血糖调整到目标范围内。

● 掌握食物份量大小需要经验的积累。

● 高脂血症是糖尿病的并发症之一，因此，在计划饮食时不能忽略膳食蛋白质和脂肪的摄入。

● 膳食蛋白质和脂肪的摄入量遵循平衡膳食建议量。

2 型糖尿病患者如何制订饮食计划

1型糖尿病患者如何调整胰岛素剂量
（高级碳水化合物计数法）

本章将讨论

高级碳水化合物计数法

胰腺的功能

基础胰岛素

如何调整基础胰岛素的剂量

餐前大剂量胰岛素

计算进食碳水化合物所需的餐前大剂量胰岛素的剂量

调整进食碳水化合物所需的餐前大剂量胰岛素的剂量

计算校正高血糖所需的餐前大剂量胰岛素的剂量

平衡碳水化合物、锻炼水平及餐前大剂量胰岛素剂量的步骤详解

血糖波动模式管理

高级碳水化合物计数法

高级碳水化合物计数法不是一种结构化饮食管理的方法,它强调的是碳水化合物摄入量要与胰岛素(通常是速效胰岛素)注射剂量相匹配。碳水化合物的摄入量和种类可以多样化,允许自由地选择食物。但这种自由是有限度的。学习高级碳水化合物计数法的患者同时也应该学习如何保证自身营养状况的良好以及警惕高能量食物以避免体重的增加。

功能正常的胰腺一般通过 2 种方式分泌胰岛素:基础胰岛素和餐前胰岛素。基础胰岛素用于降低由于糖异生(在肝脏合成的葡萄糖)或激素波动(由于压力、运动或代谢变化)导致的血糖升高。餐前胰岛素则用于降低进食碳水化合物后所引起的血糖升高。

注射胰岛素相当于模仿正常的胰腺功能。基础胰岛素是通过每天注射 1 次或 2 次长效胰岛素给予的,包括中性鱼精蛋白锌胰岛素、甘精胰岛素、地特胰岛素等。这种类型的胰岛素是作用于除进食以外引起的血糖升高。

餐前胰岛素的注射剂量与饮食相关,用于降低进食碳水化合物所导致的血糖升高。速效胰岛素如门冬胰岛素、赖脯胰岛素及赖谷胰岛素等都属于餐前胰岛素。它们在注射后 10~20 分钟内起效,40~50 分钟内达到峰值,持续作用时间为 3~5 小时。普通胰岛素(优泌林)虽然作用机制不同,但也可以当做餐前胰岛素使用,30 分钟内起效,80~120 分钟达到峰值,持续作用时间为 6~8 小时。

利用胰岛素碳水化合物比值可以使餐前大剂量胰岛素的剂量与将要摄入的碳水化合物数量相匹配,从而使餐后血糖达到最理想的水平。一旦建立了胰岛素碳水化合物比值，患者可以根据碳水化合物摄入量来调整餐前胰岛素的剂量。

高级碳水化合物计数法适用于以下人群：

每日多次胰岛素注射治疗的 1 型糖尿病患者：包括每天注射 1 次或 2 次基础胰岛素并且在用餐时注射餐前大剂量胰岛素。高级碳水化合物计数法特别适合这一类型的患者，因为餐前大剂量胰岛素的剂量可以根据碳水化合物摄入量进行调整，从而对餐后血糖进行最大程度的管理。

想要定量摄取食物的 1 型糖尿病患者：患者必须计算出将要进食的一餐中碳水化合物的克数或份数，并据此注射适量的胰岛素。

使用胰岛素泵的 1 型糖尿病患者：胰岛素泵的工作原理是最接近正常的胰腺功能的。胰岛素泵中有可供 3 天使用的速效胰岛素充当基础胰岛素和餐前大剂量胰岛素。每天 24 小时不间断地输入基础胰岛素，以模仿胰腺分泌基础胰岛素的方式。在胰岛素泵中输入胰岛素碳水化合物比值，当输入碳水化合物摄入量后，胰岛素泵会自动计算出餐前大剂量胰岛素的剂量。

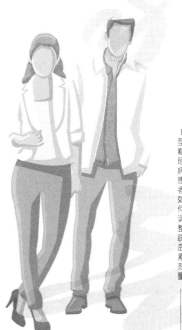

有基本计算能力的 1 型糖尿病患者：不使用胰岛素泵的 1 型糖尿病患者必须会根据胰岛素碳水化合物比值来计算餐前大剂量胰岛素的剂量。

愿意检测餐前和餐后血糖的 1 型糖尿病患者：计算餐前大剂量胰岛素的剂量需要知道餐前、餐后的血糖值。

碳水化合物计数法是将胰岛素需要量与碳水化合物摄入量保持匹配的一种简便、有效的方法。

对于许多 1 型糖尿病患者而言，碳水化合物计数法是一种很有效控制血糖的方法，一旦掌握了，血糖将控制得更好，对食物的选择将更加灵活多变。掌握这种方法需要一定的时间和精力。要了解有关食物中碳水化合物的含量，学习如何调整胰岛素剂量并定期监测你的血糖水平。必要时应向专业营养师或医生咨询。

掌握碳水化合物计数法及调整胰岛素剂量需要时间、专业人员的帮助、自身的努力和实践。但是，一旦掌握了，你就能够：

- 增加进食次数和增减碳水化合物的摄入量。
- 预测各类食物对血糖的影响。
- 享用各类食物。

你需要使用高级碳水化合物计数吗

高级碳水化合物计数法是针对利用胰岛素制剂来控制血糖的 1 型糖尿病成年患者。我们知道，基础胰岛素用于控制由肝脏合成的葡萄糖所升高的那部分血糖水平，而餐前大剂量胰岛素是用于降低食物和饮料中碳水化合物所升高的那部分血糖水平的。

强化胰岛素治疗的方法有两种：每日多次胰岛素注射治疗（MDI）或连续皮下胰岛素输注治疗（CSII）（胰岛素泵治疗）。MDI 治疗方案使用中效或长效基础胰岛素以及速效或短效大剂量胰岛素。CSII 方法仅使用速效或短效胰岛素。

碳水化合物计数法适用于：

- 每日多次胰岛素注射治疗者。
- 使用胰岛素泵治疗者。

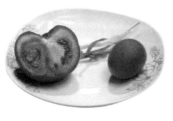

1 型糖尿病患者如何调整胰岛素剂量

在进行胰岛素治疗尤其是使用胰岛素泵治疗之前，了解及遵循碳水化合物计数法的原则是极其重要的。

首先让我们来深入了解胰岛素的作用原理，这是进行糖尿病饮食管理的基础。

胰腺的功能

健康人可以通过胰腺释放出胰岛素来自主调节血糖水平。在进餐后，当食物和饮料中的碳水化合物被消化并被转变为葡萄糖吸收后，健康人的胰腺会大量释放胰岛素，其他时间胰腺会缓慢少量地释放胰岛素。1型糖尿病患者的胰腺完全无法释放出胰岛素，因此给予胰岛素的策略就是模仿正常人的胰腺释放胰岛素的方式进行治疗。

基础胰岛素

胰岛素的类型主要有2种：
- 基础胰岛素
- 餐前大剂量胰岛素

基础胰岛素（长效型胰岛素）处理肝脏所产生的葡萄糖。如果你有一餐没有吃食物或是吃的食物中不含有碳水化合物，此时肝脏就会合成葡萄糖，并将其释放到血液中，那么基础胰岛素就会使血糖保持平稳。长效型胰岛素主要降低由肝脏合成的葡萄糖所升高的这部分血糖，使血糖水平平稳。

对于MDI来说，长效胰岛素可以覆盖肝脏释放的葡萄糖并维持两餐之间及睡眠期间的血糖正常。基础胰岛素占每日总剂量的50%左右（范围为45%~60%），既可一次注射，也可分两次注射。胰岛素泵可以持续释放很小剂量的速效或短效胰岛素作为基础胰岛素。

大部分患者会使用下面长效型胰岛素中的一种：

- 低精蛋白锌胰岛素
- 长效胰岛素类似物

低精蛋白锌胰岛素如优泌林、因速来达、重组人基础胰岛素等可控制两餐之间及睡眠期间的血糖水平。通常在注射 4~12 小时后药效最佳，并持续 8~24 小时。低精蛋白锌胰岛素通常一天注射 2 次。长效型胰岛素类似物如甘精胰岛素或地特胰岛素，每天在相同时间注射 1 次或 2 次，药效平稳，可持续 20~24 小时，没有高峰期。

表 6-1 常见长效胰岛素特性

类型	起效时间	高峰时间	持续时间
中性鱼精蛋白胰岛素	1~3 小时	5~8 小时	长达 18 小时
地特胰岛素	90 分钟	无	16~24 小时
甘精胰岛素	90 分钟	无	24 小时

你需要多少单位的基础胰岛素

医生可以帮助你计算出满足你身体需要的基础胰岛素剂量。

你如何知道长效胰岛素的剂量是否合适

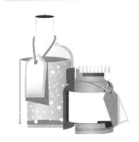

检验长效型胰岛素剂量是否合适的一个好办法就是监测你睡前以及清晨醒来时的血糖水平。如果你睡前的血糖水平在 6~8mmol/L，清晨的血糖水平在 4~6mmol/L，那么说明你的基础胰岛素剂量是正确的。但是，你睡前的血糖水平也会受到你晚餐前注射的胰岛素剂量的影响。

有些医生建议吃一顿不含碳水化合物的午餐，同时也不注射短效型胰岛素，来检验基础胰岛素剂量是否正确。如果晚餐前的血糖水平控制在目标范围内，那么就说明基础胰岛素剂量是合适的。

调整基础胰岛素的剂量

如果你在临睡前和早餐前的血糖水平连续 3 天低于或超出目标范围，那么就需要调整基础胰岛素剂量了。开始时，调整的幅度要小一点，并监测效果。必要时，应向医生咨询如何调整基础胰岛素的剂量。

如果你的血糖水平超过目标范围，那么就要增加基础胰岛素的剂量。反之，如果你的血糖水平低于目标范围，那么就要减少基础胰岛素的剂量。当基础胰岛素剂量基本确定后，可以在凌晨 2~3 点测一下你的血糖，以确保在做出任何剂量调整之后夜间不会发生低血糖症。

注意：

● 在调整餐前大剂量胰岛素的剂量之前，应先确定基础胰岛素的适合剂量。

● 在对基础胰岛素剂量进行了一个级别剂量的调整后，至少要等待 4 天才可以做进一步的调整。

● 如果发生了夜间低血糖症，则不必再等 4 天，应立刻调整基础胰岛素剂量。

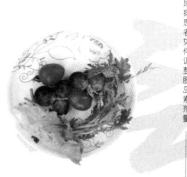

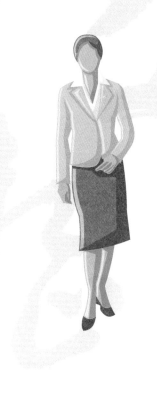

案例 1

张阿姨每天在晚上注射一次基础胰岛素。看看张阿姨的血糖记录，你认为她需要调整基础胰岛素的剂量吗？她需要增加还是减少基础胰岛素的剂量？

日期	血糖水平（mmol/L）				
	早餐前	午餐前	晚餐前	临睡前	夜间
11/16	10.9			10	
11/17	9.3			10	9
11/18	9.7			11	
11/19	10.5			12	
11/20	12.3			11	

我们可以看到张阿姨的早餐前血糖水平超过了目标范围 4~6mmol/L，临睡前的血糖水平超过了目标范围 8mmol/L。这表明张阿姨需要增加基础胰岛素的剂量以达到目标范围。因此，张阿姨要略微增加基础胰岛素的剂量，并继续在接下来的几天中定期监测血糖水平，看看效果如何。

案例 2

王老伯一天注射 2 次基础胰岛素。看一下王老伯的血糖记录，你认为他需要调整基础胰岛素的剂量吗？他需要增加还是减少基础胰岛素的剂量？

日期	血糖水平（mmol/L）				
	早餐前	午餐前	晚餐前	临睡前	夜间
5/9	3.1			6.2	3.8
5/10	3.6			7.5	
5/11	4.1			6.9	
5/12	2.9			7.2	

1型糖尿病患者如何调整胰岛素剂量

虽然王老伯的睡前血糖水平控制在 6~8mmol/L，但他清晨空腹血糖低于 4mmol/L。为了预防低血糖症的发生，王老伯要减少基础胰岛素的剂量。王老伯决定明晚略微减少基础胰岛素的剂量，并在接下来的几天中继续密切监测血糖水平，看看血糖控制效果。

注意：如果王老伯出现了低血糖症，就不必等上 4 天来调整基础胰岛素的剂量。有关低血糖症的更多内容请参阅第 11 章。

案例 3

孟女士一天注射 2 次基础胰岛素。看一下孟女士的血糖记录，她需要调整基础胰岛素的剂量吗？她需要增加还是减少基础胰岛素的剂量？

日期	血糖水平（mmol/L）				
	早餐前	午餐前	晚餐前	临睡前	夜间
3/26	6.0			7.2	
3/27	5.5			6.5	6.4
3/28	5.6			7.5	
3/29	4.9			7.8	

孟女士临睡前的血糖水平在目标范围 6~8mmol/L 内，夜间她的血糖水平都在目标范围内，没有明显变化。清晨空腹血糖也在目标范围 4~6mmol/L 内。因此，她不需要调整基础胰岛素（长效型）的剂量。

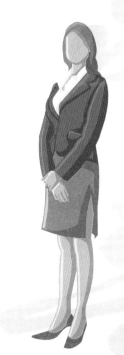

高先生每天在晚上注射一次基础胰岛素。看一下高先生的的血糖记录，你认为他需要调整基础胰岛素的剂量吗？他需要增加还是减少基础胰岛素的剂量？

日期	血糖水平（mmol/L）				
	早餐前	午餐前	晚餐前	临睡前	夜间
10/25	10.5			6.2	
10/26	12.6			6.4	
10/27	11.6			8	3.5
10/28	15.0			7.4	

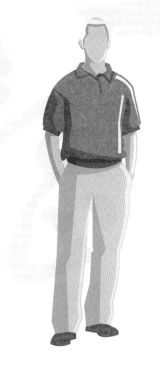

高先生尽管临睡前的血糖水平在目标范围6~8mmol/L内，但是清晨空腹时的血糖水平很高。这表明高先生使用的基础（长效型）胰岛素的剂量过多，导致了夜间出现了低血糖症，结果血糖水平出现反弹（肝脏将储存的葡萄糖释放入血），导致清晨空腹的血糖水平很高。高先生决定略微减少基础胰岛素的剂量。高先生在接下来的几天里会密切监测血糖水平，看看效果如何。有关低血糖症的更多内容请参阅第11章。

餐前大剂量胰岛素

基础胰岛素控制两餐间以及夜间的血糖水平，而餐前大剂量胰岛素是进食前使用的大剂量胰岛素，降低从食物和饮料中摄取的碳水化合物所升高的那部分血糖。

无论是MDI还是CSII治疗方案，均用速效或短效餐前大剂量胰岛素来降低所吃食物中的碳水化合物转变的血糖。餐前或进餐时注射的胰岛素剂量应与所摄入的食物中的碳水化合物数量相匹配。

1型糖尿病患者如何调整胰岛素剂量

主要有2种短效型胰岛素：

● 速效胰岛素类似物。

● 短效或可溶性胰岛素。

赖谷胰岛素、赖脯胰岛素、门冬胰岛素等可模拟健康人在吃完一顿饭后机体所做出的正常反应，快速降低血糖水平。这种胰岛素可以在餐前、进餐中注射，也可以在餐后立即注射。1~2小时内达到峰值，其作用能持续5小时。

短效或可溶性胰岛素如Actrapid、Humulin S、Insuman Rapid等通常在用餐前15~30分钟注射，以降低餐后升高的血糖水平。2~6小时内达到峰值，其作用能持续8小时。

表6-2 常见速效胰岛素特性

类型	起效时间	高峰时间	持续时间
赖脯胰岛素	10~15 分钟	60~90 分钟	3.5~4.75 小时
门冬胰岛素	10~15 分钟	60~90 分钟	3~5 小时
赖谷胰岛素	10~15 分钟	60~90 分钟	3~5 小时

餐前大剂量胰岛素的剂量由两部分组成：

● 进食碳水化合物所需的餐前大剂量胰岛素剂量

● 校正高血糖所需的餐前大剂量胰岛素剂量

1 型糖尿病患者如何调整胰岛素剂量

进食碳水化合物所需的餐前大剂量胰岛素剂量

进食碳水化合物所需的胰岛素剂量是指能够覆盖将要进食的一顿正餐或点心中的碳水化合物所需要的胰岛素剂量。该剂量的大小取决于将要进食的碳水化合物的数量以及患者的胰岛素碳水化合物比值（I/Carb）这两个因素。I/Carb 值表示 1 个单位的胰岛素能够覆盖多少克的碳水化合物。通常，1 个单位的胰岛素能够处理食物中 12~15 克碳水化合物。

校正高血糖所需的胰岛素剂量

校正高血糖所需的胰岛素剂量是指能够降低血糖水平的胰岛素剂量。该剂量的大小取决于患者对胰岛素的敏感性，以胰岛素敏感系数表示，即 1 个单位的速效胰岛素能够使血糖水平降低多少。每一位患者对胰岛素的敏感性均不相同。此外，每日不同的时段、体力活动水平以及应激状态等也影响患者对胰岛素的敏感性。

当餐前血糖检测发现血糖水平高于目标范围时，就需要计算校正高血糖所需的胰岛素剂量了。一般来说，一个单位的胰岛素能够使高血糖水平降低 2.8 mmol/L。但是，由于患者对胰岛素的敏感性不同，这一范围的变化可以达到 0.8~5.6 mmol/L。

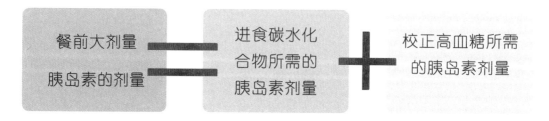

计算进食碳水化合物所需的
餐前大剂量胰岛素的剂量

餐前胰岛素的剂量是以患者个体的胰岛素与碳水化合物比值（I/Carb 值）为基础的。为了方便，一般使用速效胰岛素。餐前大剂量胰岛素占总胰岛素量（total daily dose, TDD）的 50%，但可在 40%~55% 的范围内变化。

临床医生确定胰岛素的需要量有数种计算方法。计算胰岛素每日总剂量时，通常按每千克体重给予 0.5~1.0 μ 作为胰岛素治疗的起始剂量，并根据血糖检测结果加以调整。为防止低血糖症的发生及确定胰岛素的敏感性，要少量增加。血糖检测结果对于确定胰岛素每日总剂量很重要。

需要多少单位的
餐前大剂量胰岛素

餐前胰岛素通常在餐前或用餐过程中注射，有时也在餐后立即注射。要想计算餐前大剂量胰岛素的剂量，先要知道：

- 你的胰岛素剂量：碳水化合物（I/Carb）值，即你需要注射的胰岛素剂量与所要摄入的碳水化合物数量的比值。

- 你要吃的食物和饮料中含有的碳水化合物的数量

简单地说，碳水化合物的摄入量越多，你需要的餐前大剂量胰岛素的剂量也越大。碳水化合物的摄入量越少，你需要的餐前大剂量胰岛素的剂量也越少。同理，如果一餐饮食中不含有碳水化合物，那么就不需要注射餐前大剂量胰岛素。先让我们来了解 I/Carb 值。

1 型糖尿病患者如何调整胰岛素剂量

糖尿病饮食
营养管理手册

181

I/Carb 值

I/Carb 值因人而异，因此你会有自己的 I/Carb 比值。甚至你每顿饮食的 I/Carb 值都可能不一样。

计算 I/Carb 值

一个人的 I/Carb 值大小取决于他对胰岛素的敏感性。一般来说，如果对胰岛素较敏感，则 1 个单位的胰岛素覆盖的碳水化合物数量就较大。由于有些人在一天中的不同时段或多或少地存在胰岛素抵抗，或一天中不同时间的活动量不一致，患者可能需要两个 I/Carb 值。

你可以根据手头已经掌握的信息来确定以何种方法计算 I/Carb 值。如果可能，使用一种方法计算 I/Carb 值，以另一种方法来验证该比值是否有效。

方法 1：饮食记录、胰岛素剂量和血糖检测信息

记录至少 1 周下列信息：

（1）禁食、餐前及餐后 2 小时血糖。

（2）餐前大剂量胰岛素的剂量。

（3）正餐及加餐中的碳水化合物摄入量。

1 周内早餐、午餐和晚餐进食相同数量的碳水化合物（保持一致性）非常有益。有了这些记录，就可以用胰岛素的剂量单位数除以所摄入的碳水化合物数而得出 I/Carb 值。

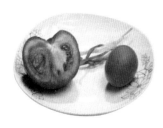

例：

(1) 摄入 72 克碳水化合物。

(2) 使用了 5 个单位胰岛素。

(3) 餐后 2 小时血糖在控制目标范围内。

(4) 72÷5=14.4≈14

(5) I/Carb 为 1/14。

　　该方法对于血糖检测结果一直保持在餐后血糖控制目标范围内的患者非常有效。如果血糖经常不能控制在目标范围内，而且碳水化合物的摄入量经常变化，则该方法帮助不大，因为需要经常调整。

　　用此方法得出的比值仅是起始值，还需要根据具体情况进行微调。有些医生根据经验，以成年人 1/15、儿童 1/20 或 1/25 为起始值，因为儿童对胰岛素更为敏感。详细记录血糖检测结果、碳水化合物摄入量以及胰岛素的剂量等可以为调整 I/Carb 值提供非常有用的信息。有些人在一天中的不同时段需要不同的 I/Carb 值。

　　如有下列情况，应重新计算 I/Carb 值：

● 胰岛素每日总剂量变化超过 2 个单位。

● 体重变化超过 1 千克左右。

● 生活方式发生改变，如锻炼、应激、工作时间
　长短发生变化等。

　　计算食物中碳水化合物的含量有 2 种方法，以克数或以碳水化合物交换份为单位（参见第 4 章和第 5 章）。1 份碳水化合物交换份通常相当于 15 克碳水化合物。有些糖尿病中心使用的是交换份，而有

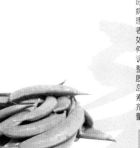

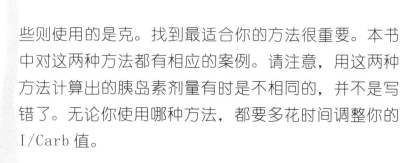

些则使用的是克。找到最适合你的方法很重要。本书中对这两种方法都有相应的案例。请注意，用这两种方法计算出的胰岛素剂量有时是不相同的，并不是写错了。无论你使用哪种方法，都要多花时间调整你的I/Carb值。

大部分成年患者刚开始的I/Carb值接近1个单位的胰岛素覆盖15克或1份碳水化合物。书写格式为：

● 1μ/15 克碳水化合物。

● 1μ/1 份碳水化合物。

要想计算出最适合你的I/Carb值，请咨询医生或营养师。

方法 2：500 原则

该方法被临床医生广泛使用。该方法以每日总胰岛素剂量（TDD，即基础胰岛素＋餐前大剂量胰岛素）为基础，TDD除500而得。其结果是指1个单位的速效胰岛素能覆盖的碳水化合物的数量，并能在餐后3~4小时内将血糖降至目标范围内。

> 例：
>
> （1）TDD 为 36 个单位
>
> （2）血糖水平在目标范围内
>
> （3）500 ÷ 36 ＝ 13.8（约为 14）
>
> （4）I/Carb 值为 1/14

有些医生发现，TDD除450对于短效胰岛素抵抗较为严重的患者更为准确。

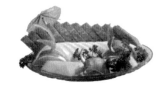

计算出患者的胰岛素敏感系数（ISF），乘以 6
即可得到 I/Carb 值。

例：

（1）TDD 为 25 个单位

（2）ISF 为 4mmol/L

（3）4×6=24

（4）I/Carb 值为 1/24

ISF 是指注射 1 个单位速效或短效胰岛素 2~5 小
时能够使血糖减低的数量。该方法是计算能将血糖降
至控制目标范围所需要的胰岛素数量。

调整进食碳水化合物所需的
餐前大剂量胰岛素的剂量

如果 I/Carb 值正确，碳水化合物摄入量的估计
值也正确，那么你的餐前血糖水平就会控制在目标范
围（4~6mmol/L）内。也可以测餐后 2 小时的血糖来
了解血糖水平是否控制在目标范围内。

不要因为一次血糖值过高或过低就轻易更改胰
岛素的注射剂量。如果存在血糖水平大多高于或低于
目标范围的趋势，那么你可以略微调整一下 I/Carb
值。下面的表格及案例告诉你如何调整 I/Carb 值。

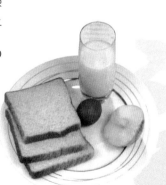

注意：

- 一次只能针对一顿饮食调整一个级别的剂量。

- 如果你经常在餐后不久出现低血糖，那么你要考虑第二天应降低 I/Carb 值。也就是说，减少每 15 克或 1 份碳水化合物所对应的胰岛素剂量。

- 如果你经常会在一天中的任何时间出现低血糖症，那么可能是由于基础胰岛素剂量用得太多了。你可以吃一顿不含碳水化合物的餐食，也不注射餐前大剂量胰岛素，来确定基础胰岛素的剂量是否正确。

- 必要时，向医生咨询。

I/Carb值（碳水化合物以克为单位）	
胰岛素单位	碳水化合物克数
1μ	15
1μ	12.5
1μ	10
1μ	7.5
1μ	5
1μ	4
1μ	3

I/Carb值（碳水化合物以份为单位）	
胰岛素单位	份
0.5μ	1份
1μ	1份
1.5μ	1份
2μ	1份
2.5μ	1份
3μ	1份

1型糖尿病患者如何调整胰岛素剂量

高先生每顿饭的 I/Carb 值为 1/10。这就意味着如果高先生摄入了 60 克碳水化合物，那么就要注射 6 个单位的餐前大剂量胰岛素。看看高先生的血糖检测记录，应如何调整 I/Carb 值？哪一顿餐食需要做出调整？

日期	血糖水平（mmol/L）				
	早餐前	午餐前	晚餐前	临睡前	夜间
4/18	5.4	4.3	12.3	8	
4/19	5.1	5.2	13.6	8.5	
4/20	4.6	6	11.9	8.7	
4/21	4	5.9	11.6	7.5	
4/22	4.3	4.2	12.4	10	

高先生早餐前和午餐前的血糖值都在目标范围内，但是晚餐前的血糖水平超过了目标范围 4~6mmol/L。当高先生知道这个血糖值是受到午餐胰岛素注射量的影响后，他决定这一次上调 I/Carb 值，幅度为 1μ:5 克碳水化合物，以帮助降低晚餐前的血糖水平。因此，如果高先生现在要摄入 60 克碳水化合物，他将需要注射 12μ 的餐前大剂量胰岛素。

$$60 \div 5 = 12μ \text{ 餐前大剂量胰岛素}$$

在接下来的几天里，他需要密切监测血糖水平，以评估调整胰岛素剂量的效果。

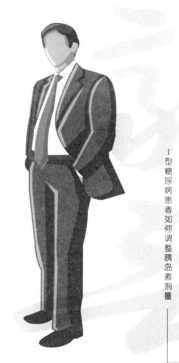

1 型糖尿病患者如何调整胰岛素剂量

孟女士计算出她的 I/Carb 值为 1μ/1 份，这就是说如果她要摄入 6 份碳水化合物，她将需要 6μ 的餐前大剂量胰岛素。看看她的血糖记录，你认为应如何调整 I/Carb 值？哪一餐需要做出调整？

日期	血糖水平（mmol/L）				
	早餐前	午餐前	晚餐前	临睡前	夜间
12/12	4.2	12.5	6.0		
12/13	5.9	15.1	5.8	6.7	
12/14	6.0	11.6	4.6		
12/15	4.7	10.9	5.7	7.8	
12/16	5.0	13.8	4.9		

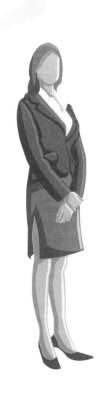

孟女士餐前的血糖控制目标是 4~6mmol/L。从孟女士的记录表可以看出，早餐前的血糖值控制在目标范围内，但午餐前的血糖值却超出了目标范围。她需要在午餐前采用校正剂量（见下面的内容），使她的午餐后血糖水平控制在目标范围内。午餐前的血糖水平反映了早餐前胰岛素剂量的准确性。她打算将明天早餐的 I/Carb 值上调为 1.5μ/1 份碳水化合物，因为这一比值会影响到她午餐前的血糖水平。因此，如果她早餐仍然摄入 6 份碳水化合物，那么她将注射 9μ 的胰岛素。

$$6×1.5=9μ \text{ 胰岛素}$$

在接下来的几天里，她需要密切监测血糖水平，并评估调整后的效果。

计算校正高血糖所需的
餐前大剂量胰岛素的剂量

什么是校正剂量

校正剂量是额外注射的餐前大剂量胰岛素的剂量，使得一过性的高血糖水平回复至目标范围。

什么时候应该使用校正剂量

下面的情况可能会用到校正剂量：

- 餐前血糖水平不在血糖控制目标范围内。

- 加了一顿点心时，没有注射胰岛素。

- 低估了所摄入的碳水化合物量，或前一正餐或加餐前所注射的胰岛素的剂量少了。

- 感到精神压力大时，因为精神压力会升高血糖水平。

什么情况下不能使用校正剂量

注射校正剂量胰岛素一定要小心谨慎，一般只在餐前注射。餐后注射校正剂量胰岛素的效果很难判断。如果校正剂量的胰岛素在餐后注射，那么在餐前注射的短效型胰岛素可能还在持续降低你的血糖水平，因此会增加发生低血糖症的风险。

不建议饮酒后注射校正剂量胰岛素。在运动后使用校正剂量胰岛素尤其要小心谨慎，因为在这种情况下发生低血糖症的风险会增高。

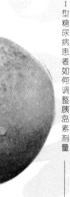

1型糖尿病患者如何调整胰岛素剂量

如何计算校正剂量

校正剂量因人而异，因时间而异。必要时，医生会帮助你设定自己的校正剂量计算公式。这个公式会告诉你一个单位的短效型胰岛素可降低多少毫摩尔的血糖水平。当你血糖水平高于 14mmol/L 时，就不能套用这一公式了。例如在生病期间，你需要较多的胰岛素，因为生病时胰岛素抵抗会更明显。

计算校正剂量的方法有 3 种。

方法 1 胰岛素 / 血糖公式

1μ 速效或短效胰岛素可使血糖水平降低 2~3mmol/L。即以 2~3 作为胰岛素敏感系数，要使血糖水平每减低或升高 2~3mmol/L 就增加或减少 1μ 胰岛素。

校正高血糖所需的餐前大剂量胰岛素的剂量 =（餐前血糖值 − 目标血糖值）÷ 胰岛素敏感系数

方法 2 1500 法则

使用短效胰岛素如普通胰岛素

1500 ÷ 每日胰岛素总剂量（TDD）

方法 3 1700 法则

使用速效胰岛素如赖脯胰岛素、门冬胰岛素、赖谷胰岛素等。

1700 ÷ 每日胰岛素总剂量（TDD）

胰岛素 / 血糖公式计算示例

你的餐前血糖控制目标是 6.6mmol/L。

你的实际血糖是 12.2mmol/L。

1μ 胰岛素能够降低血糖 2.8 mmol/L。

那么，你的校正高血糖所需的餐前大剂量胰岛素的剂量是多少呢？

计算

$$（12.2-6.6）÷2.8=2\mu$$

即你需要额外注射 2μ 的速效胰岛素来将你的高血糖水平降至你的控制目标 6.6 mmol/L 之内。

姜女士

餐前血糖控制目标是 5.6mmol/L。

餐前血糖实测值是 11.4mmol/L。

胰岛素敏感系数为 2.8

姜女士的餐前校正剂量是多少？

姜女士血糖值高出控制目标：

_____ mmol/L-_____ mmol/L=_____ mmol/L

校正剂量 =_____ mmol/L÷_____ =_____ μ

答案：

姜女士血糖值高出控制目标：

11.4 mmol/L -5.6 mmol/L =5.8 mmol/L

校正剂量：

5.8 mmol/L÷2.8=2μ

张先生

餐前血糖控制目标是 5.6mmol/L。

餐前血糖实测值是 4.2mmol/L。

张先生 ISF 为 2.8，即 1μ 速效或短效胰岛素可以处理 2.8mmol/L 的血糖

1 型糖尿病患者如何调整胰岛素剂量

张先生的校正剂量是多少？

张先生血糖值低于控制目标：

_____ mmol/L-_____ mmol/L= _____mmol/L

校正剂量 = _____mmol/L ÷_____ =_____ μ

答案：

张先生血糖值低于控制目标：

4.2mmol/L -5.6mmol/L =-1.4mmol/L

校正剂量：

-1.4÷2.8=-0.5μ

张先生应减少餐前胰岛素0.5μ

1500 法则计算示例

李先生

早餐前：10μ 普通胰岛素

午餐前：12μ 普通胰岛素

晚餐前：13μ 普通胰岛素

睡前：　　15μ 甘精胰岛素

李先生的胰岛素敏感系数是多少？

1500 法则计算		
计算全天胰岛素剂量	1500÷全天胰岛素总剂量	胰岛素敏感系数
10μ 普通胰岛素 12μ 普通胰岛素 13μ 普通胰岛素 15μ 甘精胰岛素 50μ（全天）	1500÷50=30mg/dl(1.7mmol/L)	张先生的胰岛素敏感系数为1.7，即1μ 短效或速效胰岛素可以使他的血糖水平降低1.7mmol/L

谭先生

　　早餐前：10μ 赖脯胰岛素

　　午餐前：12μ 赖脯胰岛素

　　晚餐前：13μ 赖脯胰岛素

　　睡前：　 15μ 甘精胰岛素

　　谭先生的胰岛素敏感系数是多少？

1700 法则计算		
计算全天胰岛素剂量	1500 ÷ 全天胰岛素总剂量	胰岛素敏感系数
10μ 赖脯胰岛素 12μ 赖脯胰岛素 13μ 赖脯胰岛素 15μ 甘精胰岛素 50μ（全天）	1700÷50=34mg/dl(1.9mmol/L)	谭先生的胰岛素敏感系数为 1.9，即 1μ 短效或速效胰岛素可以使他的血糖水平降低 1.9mmol/L

注意：

● 目前，临床医生倾向于对于使用速效胰岛素和／或 对胰岛素敏感的患者使用 1700 法则，而对于使用短效胰岛素和（或）对胰岛素抵抗的患者使用 1500 法则。

● 由此方法而确定的 ISF 仅仅是起始数据，要根据个体的情况不断修改、调整。

● ISF 的计算方法是由 1700 或 1500÷TDD 而得。不管使用何种法则，如果 TDD 的变化超过 12μ，则应重新计算 ISF。

校正剂量应包括在胰岛素注射总量内，以覆盖一餐中摄入的碳水化合物，因此只需要注射一次。请参考下面的案例 7，看看如何运用校正剂量。如果你经常需要使用校正剂量，那么你就要需要调整总的胰岛素注射剂量了。

案例 7：校正剂量

麻女士的目标是将餐前血糖控制在 4~6mmol/L 内。

她在午餐前测了一次血糖，血糖值为 10mmol/L。为了将血糖水平控制在目标范围（4~6mmol/L）内，她的血糖水平需要降低到 4~6mmol/L。

她的医生帮她计算出了 1μ 的餐前大剂量胰岛素可降低 2.5mmol/L 血糖。

因此，2μ 胰岛素就可以将她的血糖水平降低到 5mmol/L。她决定将这额外的 2μ 胰岛素加到她午餐的胰岛素注射总量中，因此她只需要注射一次就可以了。

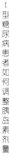

1 型糖尿病患者如何调整胰岛素剂量

平衡碳水化合物、锻炼水平及餐前大剂量胰岛素剂量步骤详解

步骤	内容		举例
1	确定将要进食的一餐中含有碳水化合物的食物		谷类主食、水果、淀粉类蔬菜、乳制品、添加的糖等
2	计数碳水化合物	计数将要进食的一餐中碳水化合物的总量	主食：大多数人一顿正餐中碳水化合物含量为45~75克（3~5份碳水化合物交换份）。点心：大多数人一顿点心中碳水化合物含量为15~30克（1~2份碳水化合物交换份）
3	计算进食碳水化合物所需的餐前大剂量胰岛素的剂量	餐前大剂量胰岛素或短效胰岛素剂量 = 碳水化合物总量 ÷ 你的胰岛素碳水化合物比值（I/Carb） 注意： (1)I/Carb 值是指 1μ 的短效胰岛素能"覆盖"，即能代谢的碳水化合物数量。 (2) 你的 I/Carb 值在进食每一餐时可能都不一样。 (3) 当你的体重发生变化（增加或减轻）、体力活动水平改变以及体内激素水平发生变化时，你的 I/Carb 值均会发生改变。 (4) 必要时，请向医生咨询。 我的 I/Carb 值是： 或者 我的每餐 I:Carb 值是： 早餐：1 单位：_____ 克碳水化合物 午餐：1 单位：_____ 克碳水化合物 晚餐：1 单位：_____ 克碳水化合物	如果你的 I/Carb 值是 1/10，则以要进食的一餐中碳水化合物总量除以 10。 假如你要进食的午餐中碳水化合物总量为 60 克，则你餐前需要注射短效胰岛素的剂量是 60 克 ÷10 克 =6 个单位

1型糖尿病患者如何调整胰岛素剂量

步骤		内容	举例
4	检测血糖	检测你的餐前血糖水平并记录	假如你的餐前血糖水平是 13mmol/L
5	计算校正高血糖所需的餐前大剂量胰岛素	我的目标血糖水平是：＿＿＿＿＿＿ mmol/L。 我的胰岛素敏感系数是：＿＿＿＿＿＿＿。 注意： （1）当你的餐前血糖水平超过目标血糖水平时，需要使用胰岛素敏感系数（ISF，又称为校正系数）来调整胰岛素的剂量。 （2）胰岛素敏感系数会告诉你使用 1μ 的胰岛素会使你的血糖水平降低多少。 （3）你可以根据自己的胰岛素敏感系数来决定需要额外增加多少餐前大剂量胰岛素可以使你的血糖水平降至目标范围内。 （4）请医生帮助你确定胰岛素敏感系数。 （5）计算校正剂量方法： （餐前血糖值－目标血糖值）÷胰岛素敏感系数	如果你的目标血糖水平是 7mmol/L，餐前血糖水平是 13mmol/L，胰岛素敏感系数是 1μ/3mmol/L，那么就可以计算餐前大剂量胰岛素的校正剂量。 校正剂量＝(13 mmol/L−7 mmol/L) ÷3=2μ
6	餐前大剂量胰岛素的总剂量	将餐前大剂量（步骤3）及校正剂量（步骤5）相加，即应该注射的餐前大剂量总量	6μ+2μ=8μ

1型糖尿病患者如何调整胰岛素剂量

步骤		内容	举例
7	体力活动水平调整	如果你估计在注射餐前大剂量胰岛素之后的2小时之内，你的体力活动水平要比往常高，那么就要将餐前大剂量胰岛素的剂量减少50%；如果你估计在注射餐前大剂量胰岛素之后的2~3小时，你的体力活动水平要比往常高，那么就要将餐前大剂量胰岛素的剂量减少25%。	如果你计划在早餐之后会散步1小时，那么就将餐前大剂量胰岛素减少50%，即$8\mu \times 50\% = 4\mu$。
8	注射、进食、记录	注射胰岛素、进食，并将所有数据记录在每日碳水化合物计数工作表中（表6-3）。	
9	检测血糖	注射胰岛素后2小时检测血糖，以确定你的I:Carb值和胰岛素敏感系数是否准确。 注意： (1) 如果餐后血糖不在5.0 mmol/L~10.0 mmol/L之内，表明你的I/Carb值和胰岛素敏感系数是不准确的。请向医生咨询。 (2) 将血糖检测值记录于表6-3中。	假如你检测的餐后血糖是8.0 mmol/L，表明你的I/Carb值和胰岛素敏感系数对于这一餐来说是准确的

1型糖尿病患者如何调整胰岛素剂量

表 6-3 每日碳水化合物计数表

日期 _____ 姓名 _____

基础胰岛素	早晨剂量：_____		
	晚上剂量：_____		
餐前大剂量胰岛素	I/Carb 值：1μ/ ___克碳水化合物		胰岛素敏感系数： 1μ/ _____mmol/L

餐次	食物名称及分量	总碳水化合物（克）	餐前大剂量胰岛素
早　餐			
时间： 餐前血糖： 餐后 2 小时血糖：			进食碳水化合物所需胰岛素剂量___μ＋校正高血糖所需胰岛素剂量 _____ μ ＝餐前大剂量胰岛素总剂量 _____μ
上午点心			锻炼需要调整剂量： □是　　□否
午　餐			
时间： 餐前血糖： 餐后 2 小时血糖：			进食碳水化合物所需胰岛素剂量___μ＋校正高血糖所需胰岛素剂量 _____ μ ＝餐前大剂量胰岛素总剂量 _____μ
下午点心			锻炼需要调整剂量： □是　　□否
晚　餐			
时间： 餐前血糖： 餐后 2 小时血糖：			进食碳水化合物所需胰岛素剂量___μ＋校正高血糖所需胰岛素剂量 _____ μ ＝餐前大剂量胰岛素总剂量 _____μ
夜点心			锻炼需要调整剂量： □是　　□否
时间： 血糖：			

同 2 型糖尿病的精确调控血糖方法一样，1 型糖尿病患者也应该使用血糖波动模式管理 3 步法来调控自己的血糖。

以一段时间（3~7 天）的血糖自我检测记录为基础进行血糖波动的模式管理是糖尿病患者管理血糖的重要方法。由于一天中血糖上上下下波动很多次，要从一天的血糖检测结果中找到血糖波动的原因是很困难的。为了找到血糖波动的原因，除了按要求做好血糖自我检测之外，还要做好食物、锻炼、患病以及应激状态的记录。然后对照自己的血糖控制目标，寻找导致自己血糖升高的可能原因，采取正确的措施，如调整胰岛素剂量、碳水化合物的摄入量、体力活动量等，精确调控自己的血糖。下面我们以案例来说明如何运用模式管理的方法。

每顿正餐：

女性： 45~60 克碳水化合物（3~4 份／餐）

男性： 60~75 克碳水化合物（4~5 份／餐）

每顿点心：15~30 克碳水化合物（1~2 份）

表 6-4 1 型糖尿病血糖控制目标值

测试项目	理想值	良好值	需要改进值
空腹（mmol/L）	4.4~6.1	< 7.0	> 7.0
餐后血糖（mmol/L）	4.4~8.0	< 10.0	> 10.0
HbA1c（%）	< 6.5	6.5~7.5	> 7.5

（中国 1 型糖尿病诊治指南）

1 型糖尿病患者如何调整胰岛素剂量

张女士

40 岁，身高 160 厘米，体重，58 千克，1 型糖尿病。

餐前血糖控制目标：4.4~7.8mmol/L。

餐后血糖控制目标：8.9~10.0mmol/L。

进餐时间餐次	糖尿病药物		食物		碳水化合物计数（克）	血糖（mmol/L）		其他
	名称	剂量	名称	数量		餐前时间	餐后时间	
上午 7:30 早餐	赖脯胰岛素	5μ	脱脂牛奶	1 杯	12	7.8 上午 7:15	5.0 上午 9:30	早餐后有氧锻炼 1 小时
			面包	2 块	30			
			黄油	1 片	0			
			总计		42			

进餐时间餐次	糖尿病药物		食物		碳水化合物计数（克）	血糖（mmol/L）		其他
	名称	剂量	名称	数量		餐前时间	餐后时间	
上午 12:00 午餐	赖脯胰岛素	5μ	大排	1 块	0	3.3 上午 11:55	6.7 下午 2:00	11:00 左右吃了巧克力能量棒 1 根（含碳水化合物 28 克）
			鸡毛菜	300 克	15			
			米饭	120 克	30			
			苹果	半个	15			
			总计		60			

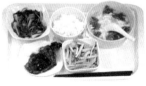

进餐时间 餐次	糖尿病药物		食物		碳水化合物计数（克）	血糖（mmol/L）		其他
	名称	剂量	名称	数量		餐前时间	餐后时间	
下午 5:30 晚餐	赖脯胰岛素	5μ	土豆烧牛肉	1 碗（土豆 200 克）	30	5.6 下午 5:15	10.0 下午 7:40	晚上 9:30 甘精胰岛素 20μ
			炒鸡块	3 块	0			
			米饭	120 克	30			
			花菜	300 克	15			
			香蕉	1 根（小）	15			
			总计		90			

张女士，40 岁，诊断为 1 型糖尿病已有 4 年，刚刚开始进行多次餐前注射赖脯胰岛素以及睡前使用甘精胰岛素的治疗方案。她坚持计数食物中的碳水化合物，每顿正餐前均使用相同剂量的赖脯胰岛素。

第 1 步　确定血糖波动模式

张女士检查了记录表中超出她的血糖控制目标范围的血糖值，发现她的空腹血糖是 7.8mmol/L。早餐前她使用了 5μ 赖脯胰岛素，早餐吃了 42 克碳水化合物，早餐后 2 小时血糖为 5.0mmol/L。

由于担心会发生低血糖症，她在 11:00 左右吃了 1 根含 28 克碳水化合物的巧克力能量棒。她在中午 12 点吃午餐。测得餐前血糖值是 5.0mmol/L。她在进食含有 60 克碳水化合物的午餐之前注射了 5μ

胰岛素，餐后 2 小时血糖是 6.7mmol/L。晚餐前血糖值是 5.6mmol/L，晚餐碳水化合物的含量是 90 克，晚餐后 2 小时血糖值是 10.0mmol/L。睡前使用了 20μ 的甘精胰岛素。

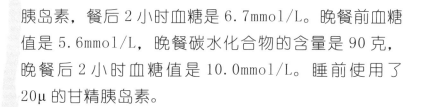

第 2 步　找出原因

张女士的血糖波动有模式吗？没有。因此，她需要记录 3~7 天相关的信息，以便发现她的血糖波动模式、锻炼降低血糖的效果以及延迟进餐会否出现低血糖症等对她控制血糖来说非常重要的答案。

尽管如此，她的记录表还是提供了一些重要的信息。张女士注意到 5μ 赖脯胰岛素可以很好地处理午餐中的 60 克碳水化合物，使餐后 2 小时血糖维持在目标范围内。她据此计算了自己的 I/Carb 值是 60 ÷ 5 = 12，即她吃 12 克的碳水化合物需要 1μ 的赖脯胰岛素。此后，她每餐都可以用此 I/Carb 值，同时记录餐前和餐后的血糖值，收集更多的信息来确定此 I/Carb 值是否适用于每一餐。

她的空腹血糖值很高。在数月之后，张女士进行规律的锻炼，早餐前进行 1 小时的有氧运动，每周 4~5 次，她的空腹血糖保持在 3.9mmol/L 左右，表明锻炼对她的血糖水平有直接的影响。医生建议她要锻炼时，应相应减少胰岛素的剂量，早餐的 I/Carb 值应调整为 15 可能更好。她没有计算晚餐的 I/Carb 值，因为晚餐前和晚餐后的血糖值都在控制目标范围内。

1型糖尿病患者如何调整胰岛素剂量

谭先生

41岁，身高174厘米，体重77千克，1型糖尿病。

餐前血糖控制目标：6.1mmol/L。

餐后血糖控制目标：7.8~8.9mmol/L。

进餐时间餐次	糖尿病药物		食物		碳水化合物计数（克）	血糖（mmol/L）		其他
	名称	剂量	名称	数量		餐前时间	餐后时间	
上午8:00早餐	中性精蛋白锌胰岛素/普通胰岛素	18μ/5μ	稀饭	240克	24	6.7上午7:50		体力劳动
			油条	1根	45			
			花卷	1个	15			
			酱瓜	5克	0			
			白煮蛋	1个	0			
			总计		84			

进餐时间餐次	糖尿病药物		食物		碳水化合物计数（克）	血糖（mmol/L）		其他
	名称	剂量	名称	数量		餐前时间	餐后时间	
下午1:30午餐			米饭	1碗240克	60	4.3下午1:25	4.4下午3:30	
			红烧大排	135克	0			
			番茄炒西葫芦 番茄	70克	3.5			
			番茄炒西葫芦 西葫芦	50克	2.5			
			香菇炒青菜 青菜	100克	5			
			香菇炒青菜 干香菇	3朵	0			
			总计		71			

进餐时间餐次	糖尿病药物		食物		碳水化合物计数（克）	血糖（mmol/L）		其他
	名称	剂量	名称	数量		餐前时间	餐后时间	
下午 4:00 点心			烂糊面 面条	60 克	45			体力劳动
			烂糊面 青菜	100 克	5			
			烂糊面 肉末	20 克	0			
			总计		50			

进餐时间餐次	糖尿病药物		食物		碳水化合物计数（克）	血糖（mmol/L）		其他
	名称	剂量	名称	数量		餐前时间	餐后时间	
下午 6:30 晚餐	中性精蛋白锌胰岛素／普通胰岛素	6μ/5μ	米饭	1 碗 240 克	60	8.3 下午 6:20	11.1 晚上 8:30	看电视
			红烧鸭块	65 克	0			
			青椒土豆丝 青椒	5 克	0			
			青椒土豆丝 土豆	100 克	15			
			油焖茭白	100 克	5			
			猕猴桃	1 个	10			
			总计		90			

进餐时间餐次	糖尿病药物		食物		碳水化合物计数（克）	血糖（mmol/L）		其他
	名称	剂量	名称	数量		餐前时间	餐后时间	
晚上 9:30 夜点心			苏打饼干	3 块	15		13.9 晚上 11:00 （睡前）	
			酸奶	160 毫升	15			
			总计		30			

糖尿病饮食营养管理手册

谭先生是 41 岁的工程师，每周工作 5 天，患 1 型糖尿病。他每日注射 2 次胰岛素，中性精蛋白锌胰岛素和普通胰岛素组合，早餐前和晚餐前注射。他一直练习计数碳水化合物。由于他的工作性质及周末时间安排问题，他希望在食物选择上更具有灵活性。他记录了一个典型工作日中的饮食、药物、体力活动以及血糖检测情况。他的餐前血糖控制目标为 6.1mmol/L，餐后血糖控制目标是 7.8~8.9mmol/L。他确定每顿正餐的碳水化合物摄入量为 70~90 克。

第 1 步　确定血糖波动模式

　　谭先生在记录表中找出了超出血糖控制目标范围的血糖值。午餐前的血糖为 4.3mmol/L，午餐后的血糖水平也低于目标范围 7.8~8.9mmol/L。晚餐前血糖是 8.3mmol/L，夜点心前的血糖值是 11.1mmol/L，睡前血糖水平为 13.9mmol/L，均超出血糖控制目标范围。

第 2 步　找出原因

　　谭先生想搞清楚自己的血糖为什么会忽高忽低。记录表显示，早餐时间是上午 8：00 ，午餐时间是下午 1：30 ，两餐间隔时间过长。他早餐只吃了 84 克碳水化合物，与目标摄入量 70~90 克较为接近。工作中体力活动量较大。因此，谭先生总结出如下要点：碳水化合物的摄入量足够；午餐时间延迟；体力活动强度较大。虽然他的空腹血糖是 6.7mmol/L，但是所有上述因素导致了他的午餐前血糖水平降到了 4.3mmol/L。

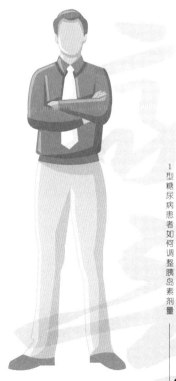

1 型糖尿病患者如何调整胰岛素剂量

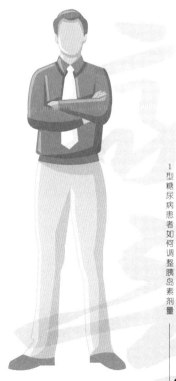

谭先生午餐后 2 小时血糖为 4.4mmol/L，这是因为他持续进行较强的体力劳动。他午餐时所吃的碳水化合物数量达到了目标，但是午餐后的血糖值却远远低于血糖控制目标范围 7.8~8.9mmol/L，其原因就是持续较高强度的体力劳动。因此，他可能需要在早餐和午餐吃更多数量的碳水化合物。

谭先生整个白天的血糖波动模式是血糖处于目标范围的下限附近。但是，他晚上的血糖水平却高于血糖控制目标，这是由下午点心、晚餐和夜点心中的碳水化合物所致。

第 3 步　采取措施

在进行了第 1 步和第 2 步的分析之后，谭先生希望做一些改变。于是他去医院看了医生，希望自己的血糖能在进餐时间不规律、体力活动强度高的情况下仍然能达到血糖控制目标。医生建议他学习 I/Carb 值，将晚上的中性精蛋白锌胰岛素和普通胰岛素分开使用，以解决晚上血糖高及早晨空腹血糖高的问题，即晚餐前使用普通胰岛素，睡前使用中性精蛋白锌胰岛素。他应该做一次试验，即在晚餐前使用 5μ 普通胰岛素，保持晚餐进食 70~90 克的碳水化合物。如果餐后血糖在控制目标范围内，就可以确定自己的 I/Carb 值为 $80 \div 5 = 16$，即使用 1μ 普通胰岛素可以处理食物中的 16 克碳水化合物。从这里开始，他需要再记录 3~7 天餐前和餐后的血糖值，看看有无效果。如果这个 I/Carb 值对晚餐有效，他可以试着用此 I/Carb 值对待所有的正餐和点心。

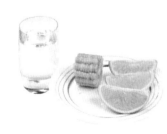

小结:

● 健康人的机体会主动释放出胰岛素来应对升高的血糖水平。

● 1型糖尿病患者用胰岛素治疗是为了尽可能模拟胰腺正常释放出胰岛素的功能。

● 胰岛素主要分为两种类型:基础胰岛素和餐前大剂量胰岛素。

● 不同胰岛素的作用时间、高峰期及作用持续时间都不一样。

● 基础胰岛素每日注射1~2次。

● 可通过调整基础胰岛素的剂量来调整临睡前及清晨空腹的血糖水平。

● 在调整餐前大剂量胰岛素的剂量之前,要先将基础胰岛素的剂量调整正确,这非常重要。

● 餐前大剂量胰岛素可在进餐前、进餐中及进餐后注射。

● 刚开始时,请医生帮助你计算基础胰岛素注射剂量及I/Carb值。

● I/Carb值因人而异,你可能每顿饭的I/Carb值都不一样。你需要根据自己的血糖变化模式来调整I/Carb值。

● 校正剂量用于降低"一过性"的高血糖水平,使用时要小心谨慎。

● 以血糖波动模式管理3步法精确调控血糖水平。

在外就餐时的注意事项

当你去餐厅就餐时，起初可能并没有打算要吃甜点，但是有时它们看起来确实太诱人了。因此，按照碳水化合物计数法，在外就餐时要估算出一顿饭中的碳水化合物总量会比较困难。其实不仅仅只是餐后吃甜点或其他的碳水化合物使得血糖很难控制，下面列出的事项应当加以考虑。

在外就餐时的注意事项：

（1）你无法使用工具来准确估算食物中的碳水化合物含量，特别是需要称重时：

● 碳水化合物含量表和相关书籍可以帮你。本书用通俗易懂的计量方法列出了碳水化合物的含量，如一个面包或一碗米饭，有些还附有食物的照片，以便比较。

● 请记住，要用自己平时进行碳水化合物计数法积累的经验来估算所摄入的食物份量及碳水化合物的含量，并将这些食物记录下来。

（2）你不可能准确地知道每道菜中所用到的所有食材。这样你就很难估计这顿餐食需要注射的胰岛素剂量。例如你很难知道饭店的红烧肉中加了多少精制糖。

● 必要时，询问餐厅工作人员关于这道菜的食材。

● 如果你特别喜欢某家餐厅或外卖食品，你可以在这些菜肴旁边标注一下胰岛素的注射剂量和血糖水平。

（3）在外就餐时，你也许会喝酒。酒精会影响你的血糖水平。酒精对血糖的影响将在第 7 章中讨论。在计算胰岛素的注射剂量时应认真考虑饮酒后发生低血糖症的风险。

（4）你可以选择一些脂肪含量比平时多一点的食物，脂肪可延缓碳水化合物的吸收。这就是说，当你注射短效型胰岛素后，在所有碳水化合物还未被完全吸收之前，它降血糖的作用时间已经过了。解决这一问题的方法之一就是将胰岛素分几次注射。例如，餐前或用餐过程中注射一半胰岛素剂量，另外一半胰岛素在餐后 30 分钟注射，并另外再吃一点含碳水化合物的食物。检测血糖水平能够帮助你决定哪种方法更适合你。

（5）通常在外就餐是一件非常愉快的事情，可能会持续很长时间。这就意味着你要考虑什么时间注射胰岛素，是餐前、用餐过程中，还是餐后，还是分几次注射等。

（6）要考虑就餐后是否锻炼，例如晚饭后出去跳舞可降低血糖水平。在计算胰岛素剂量时应考虑到这一点。有关运动更详尽的内容请参阅第 8 章。在这种情况下，要估算出碳水化合物的含量是很困难的。最好低估一点碳水化合物的摄入量，那么短效胰岛素的注射剂量也会减少，从而避免低血糖症的发生。如果有必要，可以在下一次进餐前注射校正剂量，以降低升高的那部分血糖。

胰岛素与点心

通常当点心中的碳水化合物含量超过 15 克或 1 份时应注射胰岛素,但是也有例外,取决于 I/Carb 值。

在计算胰岛素注射剂量时, 要使用最近一餐的 I/Carb 比值。

小结

● 在外就餐时, 许多原因可导致血糖水平很难控制。

● 采用多种方法注射短效型胰岛素来控制血糖水平。

● 通常只有碳水化合物含量超过 15 克或 1 份的点心才需要注射胰岛素。

● 当你需要用胰岛素覆盖点心中的碳水化合物时, 请使用最近一餐的 I/Carb 值。

饮 酒

7

本章将讨论

● 饮酒对血糖水平的影响

● 含碳水化合物的酒精性饮料

● 避免饮酒导致的低血糖症

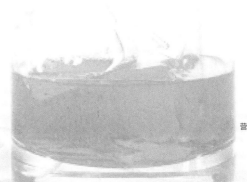

饮酒对血糖水平的影响

如果你饮酒，那你就必须了解酒精对血糖水平的影响，并且要小心避免低血糖症的发生。

饮酒会从各方面影响血糖水平。不同品种的酒对血糖的影响是不一样的，有些人饮酒后的初期血糖水平会升高，而另一些人饮酒后血糖水平则下降。即使是饮酒后的初期血糖水平升高的人，通常在饮酒数小时之后血糖水平也会下降。

酒精会影响肝脏正常释放肝糖原的功能，因此如果没有额外补充碳水化合物，血糖水平会降低。肝功能受到酒精的影响会使发生低血糖症的风险增加，甚至有时在饮酒后数小时才发生低血糖症。肝脏每小时只能处理 1 个酒精单位的酒精。当肝脏在代谢、解毒酒精的过程中，肝脏是无法主动释放胰高血糖素进入血液来纠正低血糖的。即使你晚上只喝了一点点酒，整个晚上甚至是第二天上午你都置身于发生低血糖症的高风险之中。

酒还对某些降血糖、降血压、降血脂等药物有干扰作用，使药物作用减弱。饮酒导致的低血糖症状常常被掩盖，不易与醉酒相区别，从而导致更严重而持久的低血糖症。

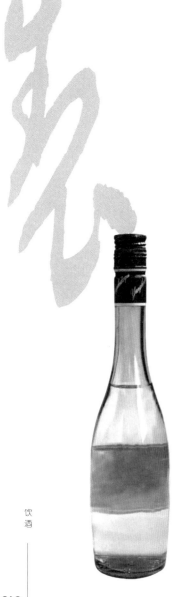

饮酒

含碳水化合物的酒精性饮料

有些酒精性饮料确实含有碳水化合物，如啤酒、甜葡萄酒、干红葡萄酒及烈性酒、苹果酒和软饮料等，因此饮酒后的血糖水平会升高。由于可能会发生低血糖症，通常不需要计算碳水化合物含量或是额外注射胰岛素。

啤酒是由粮食通过糖化反应酿造而成，虽然我们在口感上吃不出甜味，但啤酒里却含有大量的麦芽糖成分，如果过量饮用，可能直接造成血糖升高、严重失水、血液浓缩、继发性醛固酮分泌增多、加重高血钠症、使血浆渗透压增高、脑细胞脱水，从而导致高渗性非酮症糖尿病昏迷。

高渗性非酮症糖尿病昏迷是糖尿病急性代谢紊乱的另一临床表现。

常见诱因有：

- 感染
- 急性胃肠炎
- 胰腺炎
- 脑血管意外
- 严重肾疾患

- 血液或腹膜透析
- 静脉内高营养
- 不合理限制水分
- 某些药物如糖皮质激素、免疫抑制剂、噻嗪类利尿药

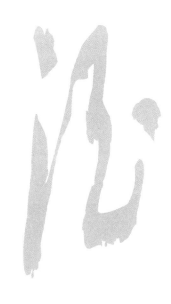

饮酒后，额外再注射胰岛素时要特别小心。如果你发现饮酒后血糖水平总是很高，请咨询医生你需要额外注射胰岛素的剂量。

避免饮酒导致的低血糖症

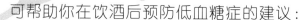

可帮助你在饮酒后预防低血糖症的建议：

- 避免空腹饮酒。

- 在睡觉前吃一些含有碳水化合物的小点心，并且不要额外注射短效型胰岛素。

- 第二天早晨增加一点碳水化合物摄入量或减少短效型胰岛素的剂量。

- 密切监测你的血糖水平。

- 随身携带升高血糖速度快的食品。

- 为预防低血糖症的发生，外出时要携带好你患有糖尿病的信息卡。

- 请确认和你在一起的人知道你有糖尿病以及酒精对你血糖水平的影响。

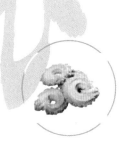 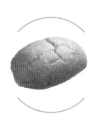 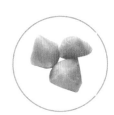 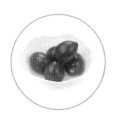

糖尿病患者需要戒酒吗

有些患者认为，少量喝酒可以少吃饭，有利于饮食控制，这是一种误解。

糖尿病患者饮酒的害处：

⬤ 饮酒影响正常饮食控制，不利血糖的稳定。

⬤ 酒精可使患者发生低血糖的风险增加。因为酒精所提供的能量往往不能有效地转化成血糖，而大多转化成热量。

⬤ 因饮酒而发生的低血糖症常常容易被误诊，因此危险性更大。

⬤ 饮酒不利于血脂控制，增加肝脏负担，长期饮酒容易引起脂肪肝和肝硬化。

⬤ 饮酒容易引起肥胖，特别是腹部型肥胖。

　　糖尿病患者不宜饮酒，更不能酗酒，如果患者已有饮酒习惯，一时又难以戒断，可以少量饮用啤酒。饮酒应以不影响正常进食、不引起不良症状为度。爱饮酒的糖尿病患者在以后的生活中仍需慢慢戒酒。

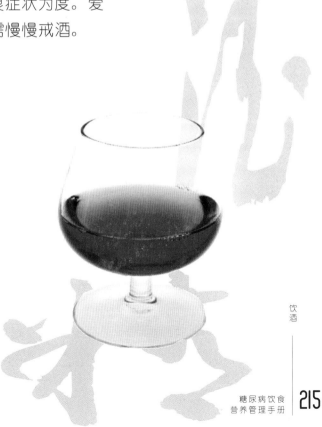

饮酒

小结:

● 饮酒可降低血糖水平，极易发生低血糖症。

● 预防因酒精导致的低血糖症措施有：

 ■ 不要随意漏掉一顿正餐

 ■ 饮食定时定量

 ■ 增加血糖的监测次数

● 有些酒精性饮料确实含有碳水化合物，但是一般不必注射胰岛素，因为低血糖症的发生风险会增加。

● 糖尿病患者应戒酒。

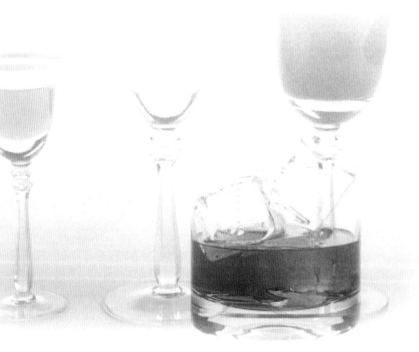

饮
酒

锻炼身体

本章将讨论

糖尿病患者运动的好处

锻炼身体对健康非常重要。糖尿病患者必须知道各种运动对血糖水平的影响以及控制血糖应遵循的步骤。

糖尿病患者运动的好处

糖尿病患者适度运动有助于：

● 降低血糖。

● 增加胰岛素的敏感性。

● 降低血脂。

● 减轻体重。

● 降低血压。

● 改善血液的高凝状态。

● 减少血栓形成。

● 改善心肺功能。

● 防治骨质疏松。

● 放松紧张情绪。

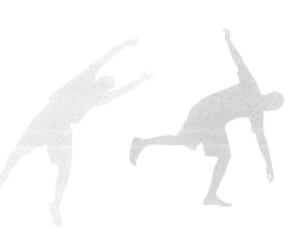
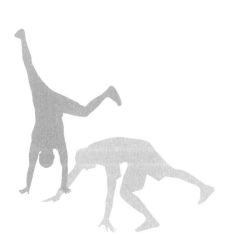

锻炼使身体发生的变化

运动过程中，机体比不运动时需要更多的氧气和热量。为了获得更多的氧气和热量，心脏和肺的工作强度会加大，并释放出激素，使得心跳加速、呼吸加深，机体释放体内特别是肝脏所储存的热量。最初，机体细胞释放出所储存的热量（葡萄糖），但是随着运动的持续进行，机体会利用血液中的葡萄糖作为热量。当血液中的葡萄糖被消耗殆尽后，肝脏就会释放出所储存的葡萄糖来维持血糖水平。

对于健康人来说，运动时，一方面运动消耗血糖作为热量来源；另一方面肝脏释放出所储存的葡萄糖进入血液，将血糖水平维持在正常范围内。葡萄糖由肝脏进入血液这一过程会导致某些激素如胰高血糖素、儿茶酚胺（包括肾上腺素）及生长激素等的浓度迅速增高，与此同时胰岛素水平下降。

一旦肝脏储存的葡萄糖被消耗殆尽，机体就会从其他途径获得热量来源，如由机体储存的脂肪来提供热量。

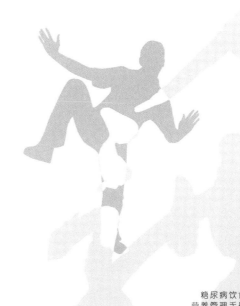

运动和 1 型糖尿病

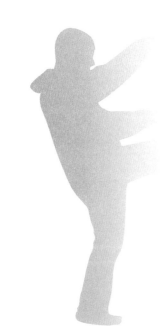

1 型糖尿病患者运动时，机体要像健康人那样维持这些激素的平衡是很困难的。注射过多的胰岛素，同时肾上腺素水平低会使运动时或运动后 24 小时内发生低血糖症的风险增高。

为了降低发生低血糖症的风险，你要尽可能提前做好计划：

● 改变碳水化合物摄入量和胰岛素的注射剂量，如多摄入些碳水化合物或少注射些胰岛素。

● 如果你正在减体重，最好选择运动前减少胰岛素的注射剂量。必要时向医生咨询。

● 如果你事先并没有打算要运动，即兴做了一次运动，那么你需要及时增加碳水化合物的摄入量。

● 最近的研究发现，有些人在做运动强度非常剧烈的无氧运动时，如快跑，血糖水平会升高。如果发生这种情况，应向咨询医生。

锻炼身体

当血糖水平超过 14mmol/L 时，需要小心了。在这种情况下做运动，血糖水平只会升得更高，而不会下降。发生这种情况是因为体内循环血液中的胰岛素不足。此时可以考虑额外注射一针短效型胰岛素（校正剂量），并经常检测酮体。如果酮体呈阳性，你就要避免做任何运动，直到酮体呈阴性。有关酮体的更多内容请阅读第 10 章。

避免在运动过程中或运动后出现问题的注意事项

- 增加血糖的检测次数，特别是在运动前、运动中及运动后的 1 小时内。这将帮助你了解机体对运动的反应。

- 如果酮体呈阳性，且血糖高（超过 14mmol/L），那就要推迟运动，直到酮体转为阴性，因为这会导致酮症酸中毒（请参阅第 10 章）。

- 如果运动前血糖水平低于 7mmol/L，那就要额外增加碳水化合物的摄入量，不需要额外注射胰岛素。

- 如果血糖水平低于 4mmol/L，那就是低血糖了。需要马上妥善处理（请参阅第 9 章），将血糖水平至少提升至 7mmol/L，才可以开始运动。

- 做好减少胰岛素剂量、增加碳水化合物摄入量的准备。

- 机体运动时要利用四肢的肌肉。如果将胰岛素注射到四肢如腿部肌肉，则胰岛素的吸收速度会比平时更快。

- 要随身携带升血糖速度快的食物（请参阅第 9 章）和个人医疗信息。

锻炼身体

- 长时间运动过程中一定要补充足量的水。

- 如果一个人单独运动，一定要让亲人或朋友知道你的去向。

- 亲人或朋友应知道如何识别和处理低血糖症。

调整锻炼后的胰岛素剂量和碳水化合物摄入量

即兴运动
（计划外的运动）

下面的表格告诉你进行即兴运动时，如何调整碳水化合物的摄入量。

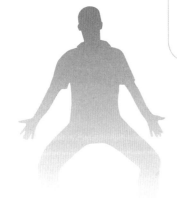

> **A. 活动水平：时间短、强度低**
>
> 例如 30 分钟瑜伽、走路或悠闲地骑自行车
>
> 运动前的血糖水平：
>
> $< 5mmol/L$ 运动前增加 10~20 克碳水化合物
>
> 5~14mmol/L 无需调整

B. 活动水平：时间适中，强度中等

例如 30~60 分钟的快走、打网球、游泳或慢跑

运动前的血糖水平：

< 5mmol/L 运动前增加 10~20 克碳水化合物

5~7mmol/L 运动前增加 10~20 克碳水化合物

7.1~14mmol/L 无需调整

C. 活动水平：时间适中，强度高

例如 30~60 分钟的快走、高节奏有氧运动或拳击等

运动前的血糖水平：

< 5mmol/L 运动前增加 20~30 克碳水化合物

5~10mmol/L 运动前增加 10~20 克碳水化合物

10~14mmol/L 无需调整

D. 活动水平：时间长、强度中等

例如 60 分钟以上的团体运动、打高尔夫、骑自行车或游泳等（每运动 1 小时应检测一次血糖，并根据血糖水平来增加碳水化合物的摄入量）。

运动前的血糖水平：

< 5mmol/L   运动前增加 10~20 克碳水化合物

5~10mmol/L   每运动 1 小时，增加 10~20 克碳水化合物

10~14mmol/L   运动之后 1 小时内，增加 10~20 克碳水化合物

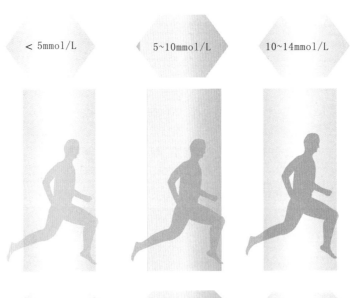

　　麻女士平时喜欢早晨游泳。吃早餐前，她去游泳池游了 1 千米，时间为 30 分钟。她清晨空腹血糖水平为 4.8mmol/L。她应如何调整碳水化合物的摄入量？

　　麻女士的运动时间适中、强度中等，运动前的血糖水平低于 5mmol/L。因此，在游泳前她需要摄入 10~20 克碳水化合物。

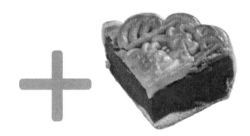

　　雷先生周五晚上参加了单位的应酬。他唱歌跳舞约 2.5 小时。雷先生没有喝酒，但是星期六早晨发生了低血糖症。雷先生应如何调整碳水化合物的摄入量？

　　雷先生的体力活动时间长、强度中等。他每跳 1 个小时舞，需要额外摄入 10~20 克碳水化合物。

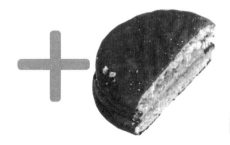

锻炼身体

案例 3

陈先生下班后喜欢去健身房。下班后他花了 1 小时进行举重和有氧运动。他是在晚餐前运动的，他运动前的血糖水平为 5.2mmol/L。陈先生应如何调整碳水化合物的摄入量？

陈先生的运动时间适中、强度大。开始运动前，他的血糖水平在 5~10mmol/L 内。他在去健身房前应先摄入 10~20 克碳水化合物。

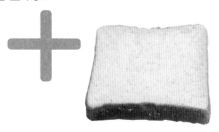

案例 4

现在你来试一下：

孟女士通常每天会遛狗。她们步行 2 千米。出发前她的血糖水平为 12mmol/L。孟女士应如何调整碳水化合物的摄入量？

孟女士的运动时间长、强度中等。她应在运动后 1 小时内摄入 10~20 克碳水化合物。

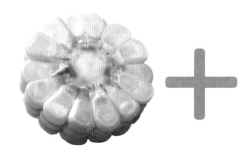

　　原则上糖尿病患者不宜参加激烈的比赛和剧烈的运动。因为剧烈的运动可使体内升高血糖的激素水平升高，从而使血糖升高。同时，过量的运动还可使脂肪分解产生酮体，导致酮症酸中毒。

　　运动的原则是循序渐进、持之以恒。最好选择羽毛球、乒乓球、保龄球、游泳、慢跑、快走、骑车、登山等中等活动量的运动。也可选择家务劳动、步行购物、做广播操、打太极拳等较轻活动量的运动。总之，根据个人情况选择适合自己的运动，可将运动融入日常生活中，随时随地进行，不要作为一种额外的负担。

　　应在饭后 1 小时开始运动，因为此时血糖较高，不易出现低血糖症。每周至少应坚持运动 3 次，每次运动持续时间为 30~60 分钟，包括运动前的准备活动及运动后的恢复整理运动。运动过程中应感觉周身发热、出汗，但不要大汗淋漓。

　　可用心率衡量运动强度。即心率＝（200 － 年龄）×60%~70%，见表 8-1。

表 8-1 成年糖尿病患者的运动强度

年龄（岁）	40	45	50	55	60	65	70
心率（次/分）	108~126	105~122	102~119	99~115	96~112	92~108	90~105

锻炼身体

糖尿病患者运动时的注意事项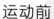

运动前

全面体检，检查血糖、糖化血红蛋白、血压、心电图、眼底、肾功能、心功能及神经系统。

与医生共同讨论目前的身体状况是否适合运动，确定运动量，选择运动方式。

选择合脚的运动鞋和袜，要注意鞋的密封性和透气性，既不能进入沙石之类的东西，又要保持通气。

选择平整的运动场地。注意安全。不要在恶劣天气条件下运动，如酷暑天或凛冽的寒风中。

运动时

运动前先做 15 分钟热身运动，这样可以使肌肉组织先活动起来，避免拉伤。

运动过程中注意心率变化，以及有无全身发热、出汗等感觉，以便了解运动量是否已经达到。

注意有无乏力、头晕、心慌、胸闷以及腿痛等不适感。一旦发生，应立即停止运动。

运动过程中要注意饮水，应随时补充水分以补充氧的消耗。

运动结束时

最好做 10 分钟左右的恢复整理活动。

不要突然停止运动。

- 定时定量：运动时间相对固定，每次均在饭后1小时进行，每周至少运动3次。运动强度相对固定，切忌运动量忽大忽小。

- 监测血糖：因为运动使血糖降低，有可能出现低血糖症。因此保证血糖相对稳定非常重要，有条件最好在运动前、后各测一次血糖。

- 随身携带糖果：如水果糖或糖尿病专用葡萄糖，当血糖较低时及时服下，避免低血糖症的发生。

- 随身携带糖尿病卡，卡片上包括姓名、年龄、住址、电话等，以及如果出现意外，别人怎样帮助你等重要信息。

- 每天检查双脚，尤其是运动后要细检查，发现红肿、青紫、水泡和感染等，要及时处理。

- 运动中感觉不舒服时，立即停止运动，原地休息，尽可能快地到附近医院就诊。

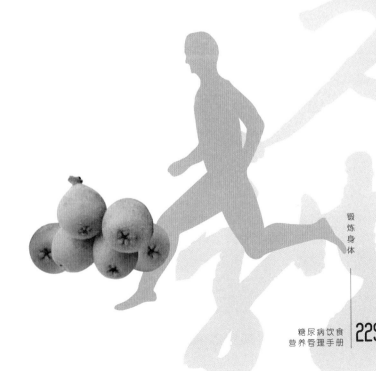

锻炼身体

哪些患者不宜做运动

● 病情控制不好，如血糖很高，或血糖波动明显。

● 有急性并发症，如急性感染、症酸中毒、高渗性昏迷等。

● 有慢性并发症，如心肌缺血性疾病、心肾功能衰竭、严重视网膜病变、严重的下肢血管病变、自主神经病变以及严重的高血压等。

小结：

● 不同的运动对血糖水平的影响各不相同。

● 当运动将储存的热量消耗殆尽，发生低血糖症的风险就会增高。

● 在运动前、中、后调整碳水化物的摄入量及胰岛素剂量可以帮助你将血糖控制在正常范围内。

● 如果血糖水平超过14mmol/L，需要检测酮体。如果酮体呈阳性就不能运动。

请注意：

● 本章主要针对进行中等强度运动的人群。运动强度大或是要参加集训的人群需要咨询医生。

糖尿病紧急情况处理措施

本章将讨论

- 低血糖症

- 发生低血糖症时的紧急处理措施

- 胰高血糖素

- 高血糖症

- 发生高血糖时的紧急处理措施

- 酮症酸中毒症

- 监测酮体

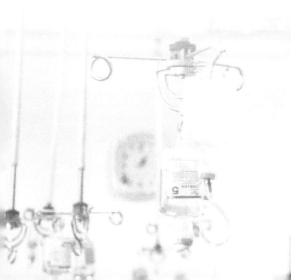

1 型和 2 型糖尿病患者都可能会发生糖尿病急性并发症等紧急情况。常见的糖尿病紧急情况有 4 种：

■ 低血糖症

■ 程度严重的低血糖症（需要注射胰高血糖素）

■ 高血糖症

■ 酮症酸中毒

这些糖尿病紧急情况大多发生于 1 型糖尿病，但是口服降糖药和（或）使用胰岛素的 2 型糖尿病患者也会发生。许多因素可引起高血糖症或低血糖症：

■ 胰岛素的起效时间有多快

■ 注射胰岛素的时间

■ 食物的种类、数量及用餐时间

■ 运动量

■ 生病和（或）受伤

■ 季节变化

■ 激素变化

■ 生长发育

■ 压力

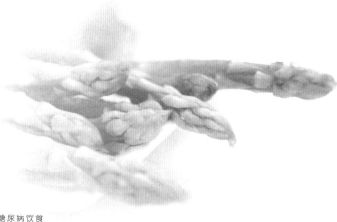

锻炼身体

低血糖症

当血糖水平低于 4mmol/L 时就会发生低血糖症。无论怎么重视血糖水平的控制，有时仍可能会发生低血糖症，因为注射胰岛素和／或口服降糖药后，随时都有可能发生低血糖症的危险。

有时低血糖症的症状会改变一个人的行为方式。行为异常、情绪反复或性格变得古怪可能是低血糖症的预兆。有些患者可能意识不到低血糖症的信号和症状，如无意识性低血糖症。

低血糖症是危险的、致命的糖尿病并发症。如果怀疑是低血糖症，应立刻进行治疗。低血糖的症状如身体摇晃、虚弱、眩晕、思维混乱等可能会使患者昏迷。应立即给予葡萄糖，轻者口服，重者静脉注射。如果没有葡萄糖，可以使用升血糖速度快的碳水化合物类食物如牛奶、果汁、糖水、葡萄糖含片等处理轻度或中度的低血糖症。患者应随身携带一些用于纠正低血糖症且升血糖速度快的碳水化合物类食物。

2 型糖尿病的患者在服用口服降糖药和（或）注射胰岛素后也有发生低血糖症的可能。通过调整下列生活方式以及药物和（或）胰岛素的剂量可以预防低血糖症的发生：

- 每天都要运动
- 进行饮食管理，吃均衡膳食
- 如果超重，体重应至少减轻 5%

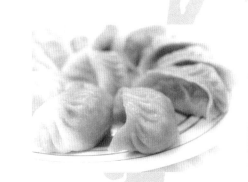

锻炼身体

糖尿病饮食
营养管理手册

低血糖症处理措施

低血糖是指血糖低于 4mmol/L
低血糖的症状可能会突然发生和 / 或顷刻就加重

低血糖的症状

轻度	中度	重度
最常见的症状	最常见的症状	最常见的症状
饥饿	情绪、行为发生变化	思维混乱、无法执行指令
虚弱	无法专心	吞咽功能丧失
视力模糊	胡言乱语	无法被唤醒（无意识）
眩晕、头痛	焦虑、易被激怒	癫痫
出冷汗、潮热	唇周麻木或有刺痛感	惊厥
疲倦	协调性差	
心跳加快	无法集中精神	
皮肤苍白	个性改变	
其他	其他	
通常没有任何症状	通常没有任何症状	

- 如果条件允许，测一次血糖
- 如果存在疑虑，请按低血糖症的治疗方法进行治疗
- 及早干预可防止症状加重

采取行动

1. 通过以下食物可摄入_____克碳水化合物
   - □ _____毫升牛奶
   - □ _____片葡萄糖含片
   - □ 其他的食物
2. 15分钟后再测一次血糖
3. 如果血糖低于_____mmol/L，那么另外再摄入食物或液体可以获得_____克碳水化合物
4. 如果有必要，请重复上述步骤
5. 如果可能，请查明发生的原因

采取行动

1. 不要吃任何东西
2. 注射胰高血糖素
   - □ 0.5毫克 或 □ 1毫克
3. 让患者转向一侧，因为可能会呕吐
4. 拨打120
5. 如果有条件，测一次血糖

可能导致低血糖症发生的原因

- 胰岛素注射剂量或口服降糖药剂量过多
- 注射胰岛素后过了很长时间才进食
- 碳水化合物摄入量计数错误
- 漏了或晚吃了一顿正餐或点心
- 情绪激动（如生气、焦虑、兴奋等）
- 运动量增加（已计划好的或未计划好的）
- 进食之前发生低血糖症
- 内分泌紊乱、生长发育异常

胰高血糖素

胰高血糖素是一种促使肝脏将储存的葡萄糖释放入血的激素。胰高血糖素可快速升高无意识性低血糖症患者的血糖。胰高血糖素只能注射。胰高血糖素是治疗重度低血糖的救命方法。如果患者有下列情况，则需要注射胰高血糖素：

■ 进食存在隐患。

■ 思维混乱或不能听从指令。

■ 无反应或无意识（无法被唤醒）。

■ 癫痫或惊厥。

高血糖症

高血糖症通常是指血糖水平 $> 10\mathrm{mmol/L}$。患者可能会表现出高血糖的症状，如口渴、疲劳、头痛等，但也有可能没有任何症状。高血糖症可能由以下原因造成：

■ 胰岛素、降糖药剂量不够。

■ 有压力。

■ 生病。

■ 情绪激动。

无论是什么原因导致了高血糖症，需要立刻采取措施，如检测酮体。由于缺乏胰岛素而造成的高血糖症会导致糖尿病酮症酸中毒，这是一种致命的糖尿病并发症。持续的高血糖水平会导致急性并发症如会影响到生长发育以及慢性并发症如引起眼睛、神经和肾脏等并发症。急性并发症和慢性并发症都会影响到患者的学习、工作能力和效率。

治疗高血糖症最常见的方法是补充速效胰岛素。补充胰岛素剂量也称之为校正剂量（见第 6 章）。

高血糖症处理措施

高血糖是指血糖高于 10mmol/L
高血糖的症状会在数小时内或数天内发生变化。如果不治疗，症状会加重。
请注意：糖尿病酮症酸中毒是很紧急的情况。高血糖和酮体阳性就会导致
糖尿病酮症酸中毒。早期干预和治疗可延缓或预防糖尿病酮症酸中毒的发生。

高血糖的症状

轻度 → **中度** → **重度**

轻度	中度	重度
最常见的症状	最常见的症状	最常见的症状

轻度 最常见的症状
- 尿频
- 极度口渴
- 呼出的气体带有甜甜的水果味
- 疲倦
- 时常感到饥饿
- 视力模糊
- 皮肤潮红
- 无法集中思想
- 其他

中度 最常见的症状
- 包括轻度的症状
- 恶心、呕吐
- 胃痛、胃痉挛
- 皮肤干燥、瘙痒
- 不明原因的体重下降
- 其他

重度 最常见的症状
- 包括轻度和中度的症状
- 呼吸困难
- 身体虚弱
- 思维混乱
- 意识模糊

采取行动
- 检测血糖水平
- 检测尿液、血液中的酮体
- 检查胰岛素用量
- 限制活动

采取行动
1. 鼓励喝水和/或其他无糖液体
2. 查明可能发生的原因
3. 拨打120

可能导致高血糖发生的原因
- 胰岛素注射量不足
- 比平时的运动量要少
- 比平时吃得要多
- 生病或发生感染
- 身体、精神或环境等各方面的压力（如受到天气、情绪的影响）
- 受伤
- 月经期
- 内分泌紊乱
- 血糖控制差
- 忘记注射胰岛素或服用降糖药

使用胰岛素泵的患者注意：
如果泵没起作用或胰岛素输注有问题，血糖水平迅速升高，并且可能会出现酮体。如果发生了这种情况，应实施紧急处理措施。

锻炼身体

糖尿病酮症酸中毒

酮症酸中毒是一种致命的并发症，当血糖水平很高(通常≥15mmol/L)及检测酮体呈阳性时就会发生。酮症酸中毒需要急救。引起酮症酸中毒最常见的原因是没有注射或是没有注射足够的胰岛素。未诊断出的或是未及时诊断出的1型糖尿病（2型糖尿病很少见）也会发生酮症酸中毒。

酮体

发生酮症酸中毒的原因是体内胰岛素极度缺乏，组织不能有效利用葡萄糖导致血糖显著升高，此时脂肪分解。当脂肪用于产生能量时，体内就会产生酮体。酮体产生的最常见的原因是没有注射足够的胰岛素，体内缺乏胰岛素就会导致脂肪的分解。当脂肪分解时，体内就产生代谢副产物酮体，可以在血液或者在尿液中检测到。

- 如果血糖水平很高或持续很高(通常≥15mmol/L)，并且检测酮体呈阳性，就会导致致命的酮症酸中毒的发生。

- 血糖水平≥15mmol/L，但酮体阴性，应继续监测并在2小时内复测一次，以评估情况是否加重和/或确保血糖水平正在下降。

- 酮症酸中毒属于医疗紧急情况。

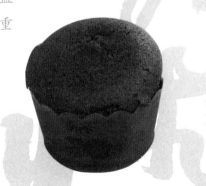

锻炼身体

胰岛素注射不足是发生酮症酸中毒的常见原因。生病也会增加酮症酸中毒的发生风险。延误诊断 1 型糖尿病（2 型糖尿病很少）也会发生酮症酸中毒。没有足够的胰岛素帮助机体利用葡萄糖，机体就会利用脂肪产能。当机体利用脂肪产生能量时，就会释放出有毒的代谢副产物酮体。酮体不断地蓄积在体内就会导致糖尿病酮症酸中毒。

糖尿病酮症酸中毒常见症状包括：

■ 恶心、呕吐

■ 胃痉挛、胃痛

■ 呼吸带有甜味、水果味

■ 失眠、昏睡，身体虚弱

■ 思维混乱，无法专心或其他行为的改变

■ 脱水

■ 口干

■ 呼吸加深、加快

2 型糖尿病患者通常很少发生酮症酸中毒，但不是没有可能。下列 2 型糖尿病患者也可能发生酮症酸中毒：

■ 生病

■ 感染

■ 最近被确诊为糖尿病

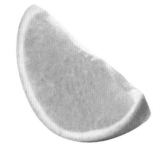

2 型糖尿病患者还会发生另外一种称之为糖尿病非酮症高渗性昏迷的并发症。这种并发症的发生机率通常低于酮症酸中毒，并且一般见于 50 岁以上的 2 型糖尿病患者。感染和血糖控制不理想是最常见的原因。

监测酮体

生病、感染、受伤或当血糖水平≥15mmol/L 时，要检测酮体。高血糖加上酮体阳性可导致酮症酸中毒。检测酮体有助于早期发现酮症酸中毒。由于缺乏胰岛素，机体燃烧脂肪产生能量的过程中会产生酮体，在血液和尿液中可以检测酮体含量。

检测酮体的方法有 2 种：

● 使用专门的试纸检测尿液样本。

● 采指血检测血液中的酮体。

酮体化验结果分为阴性和阳性。酮体阳性又分为微量、中量、大量三个等级。高血糖合并中量到大量酮体的患者应及时就医。

有时酮体呈阳性但血糖不高，有时可能血糖高但酮体呈阴性。只要存在酮体，就意味着：

■ 胰岛素注射不足。

■ 胰岛素泵停止输注胰岛素。

■ 需要更多的胰岛素。

■ 生病、感染或受伤。

■ 体重减轻。

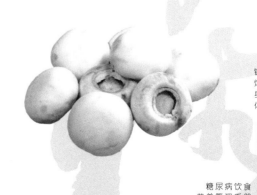

锻炼身体

高血糖症和糖尿病酮症酸中毒

本章将讨论

糖尿病酮症酸中毒

高血糖症和糖尿病酮症酸中毒属于糖尿病急性并发症。了解发生的时间和原因以及处理方法非常重要。

高血糖症是指血糖水平超过 10mmol/L。短时间内持续的高血糖症会导致糖尿病酮症酸中毒的发生。当体内胰岛素不足，无法促使足量的葡萄糖进入到细胞中时，就会发生糖尿病酮症酸中毒。由于细胞缺乏葡萄糖，机体开始利用储存的脂肪供能。脂肪氧化代谢产生能量的同时，也产生代谢副产物，即酮体。

酮体对 1 型糖尿病患者的影响

酮体是极其有害的代谢副产物。因此，机体会立即通过尿液和呼气将其排出体外。如果患者有高血糖症，并伴有酮体的存在，通常会感觉明显的口渴，因为机体会尽量将葡萄糖和酮体通过尿液排出去。如果体内酮体的水平继续升高，就会导致酮症酸中毒，开始出现恶心或呕吐的症状。除此之外，皮肤会变得干燥、视物模糊，呼吸加深、加快从而将酮体从呼吸道排出。

呕吐会使机体脱水更严重，那么酮体的排出量就会减少，从而加快酮体水平的升高。当酮体水平升高时，呼气中会闻到酮体的气味，好像烂苹果味或是指甲油的味道。如果不接受治疗，糖尿病酮症酸中毒可导致死亡，因此必须在发病的数小时内立刻治疗。

糖尿病饮食
营养管理手册

如何避免糖尿病酮症酸中毒的发生

● 严密监测血糖。

● 调整胰岛素剂量。

● 按疾病常规治疗，如多喝水、增加短效型胰岛素的注射剂量及检测酮体等。

在医院通过静脉输入液体、胰岛素和葡萄糖可有效治疗糖尿病酮症酸中毒。

糖尿病酮症酸中毒最可能的发病时间

糖尿病酮症酸中毒发病的高危时段是身体患其他疾病或忘记注射胰岛素的时候。身体对疾病和感染所做出的反应是将更多的葡萄糖（来源于肝脏）和激素释放入血，这影响了胰岛素的正常功能。甚至是在没有食欲或没有进食的情况下，这种情况也会发生。在患病期间，即使你没有进食，仍然需要注射胰岛素，而且不能停。

患病的时候检测血糖非常重要，如果酮体呈阴性，应至少要每隔 4~6 小时检测一次血糖；若酮体呈阳性，每隔 2 小时检测 1 次血糖。美国糖尿病学会推荐白天和晚上至少要各测 4 次血糖，即 24 小时内至少要测 8 次。

检测酮体

想要知道体内胰岛素是否充足的一个方法是检测尿液或血液中酮体的水平。当酮体水平升高时，机体会尽量将它从尿中排出。通过简单的尿检就可以很方便地检测出酮体。

如果糖尿病患者的血糖一直很高（通常超过15mmol/L），或者已经出现了一些糖尿病酮症酸中毒的症状，如口渴、频繁上厕所及疲劳等，应检测尿液或血液中的酮体水平。

酮体呈阳性时的处理方法

如果酮体呈阳性（血酮体 > 1.5mmol/L、尿酮体增加），应采取下列措施：

- 大量喝无糖饮料。一天至少 3 升，相当于 100~200 毫升 / 小时。

- 继续注射胰岛素。即使你没有进食，胰岛素的剂量也要增加。向医生咨询。

- 密切检测血糖和酮体水平。

- 如果无法遵守饮食计划，用含糖点心和饮料代替。与平常一样，餐前大剂量胰岛素的剂量要与碳水化合物摄入量相匹配。

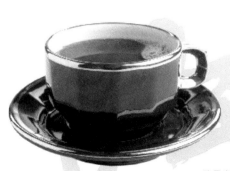

高血糖和糖尿病酮症酸中毒

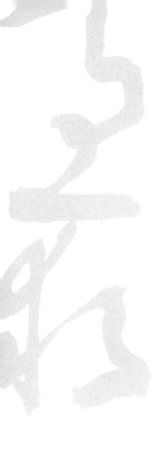

小结：

● 高血糖症是指血糖水平高。

● 当血液中胰岛素不足，脂肪就被用来产生热量，这一过程中会产生代谢副产物酮体。

● 酮体对身体有害。机体会通过尿液和呼吸道将其排出体外。

● 酮体水平升高会导致致命的糖尿病酮症酸中毒。

● 患病期间以及忘记注射胰岛素时，很可能会发生糖尿病酮症酸中毒。

● 患病期间，如果血糖水平超过 15mmol/L，应按常规治疗，并检测酮体。

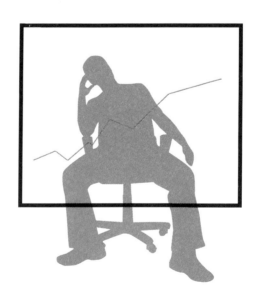

低血糖症

11

本章将讨论

- 低血糖症
- 可能发生低血糖症的时间
- 低血糖症的症状
- 低血糖症的治疗
- 纠正低血糖症
- 夜间发生低血糖症

低血糖症

低血糖症属于短时间内发生的糖尿病急性并发症。通过了解低血糖症的发生时间和原因，你可以有效地控制血糖。低血糖即血糖水平低于 4mmol/L。低血糖症通常是最令患者担忧的问题之一。

健康人群的血糖水平受到胰岛素（降低血糖水平）和胰高血糖素（升高血糖水平）的严格控制。当血糖水平开始下降时，机体就会停止合成胰岛素，并开始合成胰高血糖素。胰高血糖素可以促进肝脏释放肝糖原进入血液，从而维持稳定的血糖水平。

糖尿病患者体内这种调节机制会受损。1 型糖尿病患者自身无法合成胰岛素，因此必须注射胰岛素。一旦注射了胰岛素，无论是哪一种类型的胰岛素制剂，胰岛素就会发挥降血糖的作用。

此外，1 型糖尿病患者合成胰高血糖素的机制也不十分完善。血糖会继续下降至 4mmol/L 以下，同时机体还会释放另外一种激素——肾上腺素，从而引起低血糖的一系列症状。

如果不纠正低血糖，血糖水平会继续下降，释放出更多的激素如生长激素和皮质醇，来促使肝脏释放出肝糖原。一旦体内的胰岛素消耗殆尽，肝脏又释放出肝糖原，血糖便会再度升高。

可能发生低血糖症的时间

低血糖症被认为是胰岛素治疗的不良反应，虽然不可避免，但是不能频繁发生。如果1周超过1~3次就算是高频率了。

发生低血糖症的原因：

● 胰岛素剂量或口服降糖药剂量与碳水化合物摄入量不匹配。

● 运动量过大。

● 饮酒。

● 校正剂量估算得太高。

低血糖症的症状

低血糖的症状因人而异，有时每次的症状也不一样。其他人可能会比你先察觉出这些症状。

主要的症状有虚汗、心悸、心跳加快、头晕、颤抖、饥饿、双腿无力或全身无力、紧张、焦虑、恐惧感、脸色苍白、怕冷、头痛、血压轻度升高，同时可能出现视力障碍、复视、听力减退、嗜睡、性格行为突然改变等。严重者失去定向能力、言语含糊等，最后出现昏迷。昏迷6小时可造成脑组织损伤，甚至死亡。

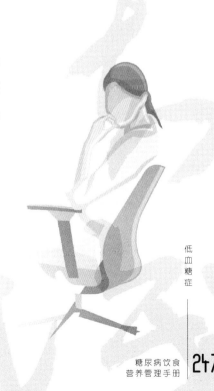

低血糖的早期症状，类似于肾上腺素的作用。

当血糖水平下降，大脑会发出警告信号，通过释放肾上腺素和其他激素，从而产生一些症状，包括：

- 感觉饥饿。

- 身体颤抖和摇晃。

- 出汗。

- 焦虑和易被激怒。

- 脸色苍白。

- 心怦怦地直跳。

- 嘴唇有刺痛感。

- 视觉模糊。

低血糖的后期症状，类似于神经系统功能紊乱症状。

当储存的葡萄糖导致大脑功能失调时，就会出现低血糖症的后期症状，包括：

- 精神难以集中。

- 意识模糊或混乱。

- 易被激怒或有过激行为。

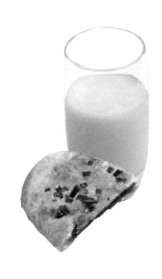

低血糖症

如果无法自己纠正低血糖症，同时意识是清醒的，那么这种低血糖症就比较严重了，因为如果不治疗会发展为神智不清。1 型糖尿病患者可能接受不到大脑发出的低血糖警告信号。如果你有这种情况，请咨询医生。

低血糖症的治疗

一旦察觉到大脑发出的低血糖的警告信号，应立即采取行动：摄入 10~20 克升血糖速度最快的碳水化合物食物；如果感觉好一点，再摄入 10~20 克升血糖速度较缓慢的碳水化合物食物。

发生低血糖症时，首选的碳水化合物食物

选择升高血糖速度最快的、含有 10~20 克碳水化合物、最简单的食物或饮料。包括：

● 1 杯红牛饮料。

● 1 杯非低糖型的饮料，如可乐、柠檬水、橘子水。

● 3 片以上的葡萄糖含片。

● 5 粒糖果，如软糖。

● 1 杯不加糖的果汁。

● 葡萄糖胶。

摄入量因人而异，并视当时的情况而定。你可能需要反复摄取。你应随身携带这些食物。

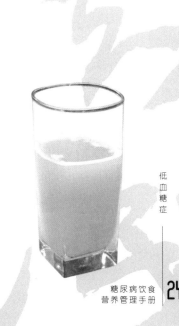

低血糖症

为了预防血糖水平再次下降，在摄入了升血糖速度很快的碳水化合物食物之后，还要再进食一些升血糖速度缓慢的点心，或者必要时将下一顿正餐提前吃。如果你使用胰岛素泵，就不必这样做了，请咨询医生。

升高血糖速度缓慢的碳水化合物食物包括：

● 一片面包。

● 一片水果。

● 一小碗谷类主食。

● 饼干和牛奶。

● 下一顿正餐。

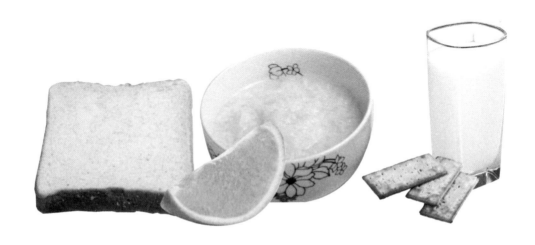

纠正低血糖症

较为严重的低血糖症

如果你不纠正低血糖症，情况就会越来越糟，甚至会失去意识。较为严重的低血糖症需要别人帮助你纠正。如果你思维混乱，自己不能纠正低血糖症，那么身边的亲人或朋友知道如何处理是非常重要的。

亲人或朋友应知道的事项

- 如果无法吞咽或意识不清，请不要将任何东西塞进患者的嘴里，因为这会引起患者窒息。

- 如果条件允许，让患者平躺（头面向一侧），这样舌头就不会堵住喉咙。

- 拨打 120 急救电话。

如果亲人或朋友接受过培训，就可以帮你注射胰高血糖素。胰高血糖素是一种促使肝脏释放肝糖原的激素。这是一种纠正低血糖症并且可以在 5~10 分钟内让你恢复的有效方法。一些人在注射胰高血糖素后会立刻呕吐。一旦你意识清楚了，再按照上述常规的方法纠正低血糖症。

夜间发生低血糖症

低血糖症可能在夜间发生，但你察觉不出。以防万一，应在床旁边放一些首选的碳水化合物类食物。

如果你夜间发生了低血糖症，但你并没有醒过来，清晨时你会感到很疲倦，可能还会头痛或是有宿醉样的感觉。

最好的方法是在凌晨 2~4 时测一次血糖，因为在此时间内血糖通常会降至最低，是最容易发生低血糖症的。此后，血糖会再次升高，因为你昨天注射的

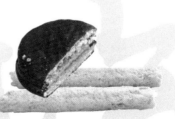

低血糖症

胰岛素已经消耗殆尽了，而且肝脏开始释放肝糖原进入血液。这就是为什么第二天早晨血糖会很高，而夜间血糖会很低的原因。

如果你发生夜间低血糖的频率超过 1 次 / 月，你可能需要调整治疗计划了，如调整胰岛素的注射时间或剂量，向医生咨询。

低血糖过后，一些人会感觉不适，可能会头痛、脾气暴躁等，这是正常的。如果低血糖过后，血糖水平升得很高，请不要纠正血糖。

小结：

- 低血糖是指血糖水平低于 4mmol/L。

- 当血糖水平很低时，通常情况下机体会释放多种激素来升高血糖。

- 这些激素的释放会引起低血糖症状，包括出汗、身体摇晃及嘴唇有刺痛感等。

- 出现较轻微的低血糖症状时，应立刻摄入升高血糖速度最快的碳水化合物食物，然后再摄入吸收速度缓慢的碳水化合物食物。

- 较为严重的低血糖是指你自己无法纠正的低血糖症。

- 较为严重的低血糖需要用 Glucogel 或注射胰高血糖素来纠正，这取决于你的神智是否清楚。

- 不要将任何东西塞进一个意识不清的低血糖症患者嘴里，因为会导致窒息。请叫救护车。

- 许多人夜间会发生低血糖。要想证实这一点，可以在凌晨 2~4 点测一次血糖。如果你在夜间发生了低血糖，请咨询医生。

附录 1 各类食物碳水化合物含量索引

食物名称	1 份碳水化合物交换份的 重量（克）可食部（生重）	备注
A		
鹌鹑	35 （60）	
鹌鹑蛋	55 （65）	
B		
鲅鱼	30 （40）	
白姑鱼	35 （50）	
白瓜	850 （1000）	2 块
白酒	45	
白米虾	40 （70）	
白米粽	20	
白砂糖	15	1 汤匙
百合	40 （50）	2 只
百页	25	1/2 张
鲍鱼	55 （85）	
鲍鱼干	15	
北京烤鸭	40 （50）	
荸荠	110 （140）	5 个
鳊鱼	35 （60）	
扁豆	25	
扁豆（白）	25	
扁豆【月亮菜】	100	
菠菜	100	
菠萝	150 （230）	
菠萝汁	180	
C		
菜节	100	
菜肉馄饨	50	2 只（加蛋白质 3 克）

食物名称	1份碳水化合物交换份的 重量（克）可食部（生重）	备注
菜肉水饺	40	2只（加蛋白质3克）
菜籽油	5	2/3汤匙
蚕豆	25	
蚕豆（带皮）	30	8粒
草菇	100	
草莓	250	11个（中等大小）
草虾	40（70）	
草鱼	40（70）	
叉烧包	35	加脂肪2克
叉烧肉	30	
茶油	5	2/3汤匙
鲳鱼	35（50）	
长豇豆	100	
蛏子	95（165）	
橙	140（190）	1个（中等大小）
橙汁	135	
赤豆	25	2汤匙
臭豆腐	60	
春卷皮	45	2张
茨菇	80（90）	
糍饭	20	
糍饭糕	20	
葱油饼	20	加脂肪2克
葱油煎饼	20	加脂肪3克

D

大白菜	100	
大豆油	5	2/3汤匙

食物名称	1 份碳水化合物交换份的 重量（克）可食部（生重）	备注
大黄瓜	100	
大黄鱼	40（60）	
大馄饨皮	25	2 张
大马哈鱼	40（55）	
大头菜	100	
带鱼	40（50）	
淡菜（干）	15	
淡菜（鲜）	60（125）	
蛋糕（巧克力）	35	
蛋糕（水果）	25	
蛋黄酱	5	
蛋酥卷	30	
刀豆	100	
稻米（大米）	20	
灯笼椒	100	
低脂奶	240ml	1 杯
低脂奶粉	25	2 汤匙
低脂奶酪	35	
淀粉（团粉）	20	
鲷(黑鲷、铜盆鱼、大目鱼)	40（60）	
冬瓜	100	
冬笋	100	
冬苋菜	100	
豆腐干	40	1 块
豆腐干（臭干）	70	
豆腐花	70	
豆腐皮	15	1 张

食物名称	1 份碳水化合物交换份的 重量（克）可食部（生重）	备注
豆腐乳	30	
豆腐丝	30	
豆浆	240ml	1 杯
豆角	100	
豆沙	125	
对虾	35（60）	
E		
鹅	40（60）	
鹅蛋	60（70）	
鹅蛋清	80	
鹅蛋黄	45	
F		
番茄	100	
番薯叶	100	
方便面	25	
方腿	40	
粉皮	100	1 块
粉丝	15	
粉条	15	
佛手瓜	100	
腐竹	15	
G		
干贝	10	
甘薯（红心）	65	
柑	130（170）	
高丽菜	100	
高丽菜心	100	

附录1 各类食物碳水化合物含量索引

食物名称	1 份碳水化合物交换份的 重量（克）可食部（生重）	备注
高粱米	20	
鸽	40（95）	
蛤蜊	120（265）	
蛤蜊（花蛤）	90（195）	
挂面（精白面）	20	
广东香肠	35	
桂圆（干）	20（60）	
桂圆（鲜）	90（180）	
桂圆肉	20	
鳜鱼【桂鱼、花鲫鱼】	35（60）	
锅巴（小米）	25	
国光苹果	110（145）	
果料酸奶	120ml	1/2 杯

H

食物名称	重量	备注
哈密瓜	190（260）	2 块
海参（水浸）	110	
海带（水）	100	
海鳗	35（50）	
海虾	40（80）	
海蟹	50（90）	
海蜇皮	180	
海蜇头	110	
蚶子（银蚶）	55（220）	
河鳗	35（45）	
河虾	40（45）	
河蟹	40（95）	
核桃仁	8	3 粒

食物名称	1 份碳水化合物交换份的 重量（克）可食部（生重）	备注
黑豆	20	
黑米	20	
黑枣（无核）	25	
红花籽油	5	2/3 汤匙
红辣椒	100	
胡萝卜	100	
葫芦	100	
花菜	100	
花豆（红）	35	
花豆（紫）	40	
花卷	30	
花生酱	8	
花生牛轧糖	20	
花生仁	10	12 粒
花生油	5	2/3 汤匙
黄豆	20	
黄豆芽	100	
黄鳝（鳝丝）	45（50）	
黄鳝（鳝鱼）	35（50）	
黄桃	110（115）	
火腿肠	50	
J		
老母鸡	30（45）	一年内
肉鸡（肥）	40（50）	
鸡翅	40（55）	
鸡蛋	55（65）	1 个（中等大小）
鸡蛋白	60	

食物名称	1份碳水化合物交换份的重量（克）可食部（生重）	备注
鸡蛋蛋白粉	15	
鸡蛋黄	45	
鸡毛菜	100	
鸡腿	40（55）	
鸡胸脯肉	40	
鸡血	90	
鸡爪	30（50）	
鸡肫	35	
基围虾	35（60）	
鲚鱼（大凤尾鱼）	55（70）	
鲚鱼（小凤尾鱼）	45（50）	
鲫鱼	40（75）	
甲鱼	40（55）	
豇豆	100	
紫豇豆	100	
酱牛肉	20	
酱鸭	35（40）	
酱汁肉	45	
茭白	100	
饺子皮	30	
芥菜	100	
芥蓝菜	100	
金华火腿	40	
金橘金枣	120（130）	
金丝菇	100	
金针	100	
韭菜	100	

食物名称	1 份碳水化合物交换份的 重量（克）可食部（生重）	备注
韭黄	100	
桔（早桔）	120（140）	1个（小）
卷心菜	100	
K		
开心果	7	8 粒
烤麸	160	
烤鸡	30（40）	
空心菜	100	
苦瓜	100	
苦荞麦粉	25	
葵花籽油	5	1 汤匙
L		
乐芙球	34	
鸭梨	150（180）	1 个中等大小
李	190（210）	13 颗
鲤鱼	40（70）	
荔枝	90（120）	
栗子（干）	20	
鲢鱼	40（60）	
凉粉	180	
龙虾	35（75）	
龙须菜	100	
芦柑	150（200）	
芦笋	100	
芦笋花	100	
鲈鱼	35（60）	
绿豆	25	

食物名称	1 份碳水化合物交换份的 重量（克）可食部（生重）	备注
绿豆芽	100	
萝卜	100	
萝卜缨	100	
香海螺	30（50）	
螺狮	90（240）	

M

马兰头	100	
马铃薯	100	
馒头（蒸，富强粉）	35	
芒果	200（330）	
芒果汁	125	
猕猴桃	120（150）	
米饭（蒸，粳米）	60	4.5 寸碗的 1/4
米粥（粳米）	150	4.5 寸碗的 3/4
蜜桃	150（175）	
蜜枣	20	
蜜枣（无核）	20	
棉籽油	5	2/3 汤匙
面包（咸，切片）	30	1 片
面包（咸，小餐包）	30	1 只
面粉（富强粉）	20	2 汤匙
面条（煮，富强粉）	60	
明虾	50（90）	
蘑菇	100	
墨鱼	45（65）	
木耳（湿）	100	
木瓜	210（245）	

食物名称	1 份碳水化合物交换份的 重量（克）可食部（生重）	备注
苜蓿	100	
N		
内酯豆腐	140	
奶酪	25	
奶油奶酪	12	
南瓜	100	
南瓜子仁	10	35 粒
泥鳅	40（65）	
年糕	40	
鲇鱼	40（60）	
柠檬	300（450）	
牛肚	45	
牛肉（肥瘦）	35	
牛肉（后腱）	35	
牛肉（腑肋）	35	
牛肉（后腿）	35	
牛肉（前腱）	35	
牛肉（前腿）	45	
牛肉（瘦）	35	
牛肉干	15	
牛肉松	85	
牛油	5	
糯米【江米】（均值）	20	
O		
藕	90（110）	2 片
藕粉	15	1/2 包

食物名称	1 份碳水化合物交换份的重量（克）可食部（生重）	备注
P		
培根	30	
枇杷	170（270）	
啤酒	360 毫升	
平菇（糙皮侧耳，青蘑）	100	
苹果（红富士）	150（170）	1/2 个大
苹果（青蕉）	120（150）	
苹果汁	120 毫升	
葡萄（马奶子）	170（200）	20 个
葡萄（紫）	150（170）	13 个（大）
葡萄酒	150 毫升	
Q		
荞麦	20	
巧克力	25	6 小块
巧克力派	20	
切面（富强粉）	25	
茄子	100	
芹菜	100	
芹菜叶	100	
青豆	20	
青椒	100	
青蟹	45（100）	
青鱼	35（55）	
曲奇饼（加奶油）	25	
全脂奶	240 毫升	1 杯
全脂奶粉	35	2.5 汤匙

食物名称	1份碳水化合物交换份的 重量（克）可食部（生重）	备注
R		
肉豆	100	
S		
色拉酱	10	1 汤匙
鲨鱼【真鲨，白斑角鲨】	30（55）	
山药	130	
山楂	65（85）	
扇贝（鲜）	60（180）	
烧饼（咸）	30	
烧鹅	35（45）	
烧麦	45	加脂肪 5 克
烧卖皮	25	
石榴	100（170）	
石笋	100	
柿	80（90）	
柿饼	25	
水蕨菜	100	
水面筋	130	
水芹菜	100	
丝瓜	100	
四季豆	100	
四味粽子糖	15	
松花蛋（鸭）	50（55）	
松子（炒）	8	28 粒
苏打饼干	20	3 块
素火腿	35	
素鸡	40	

食物名称	1份碳水化合物交换份的 重量（克）可食部（生重）	备注
酸奶	120 毫升	1/2 杯
酸枣果汁	220	
蒜苗	100	
梭子蟹	40（80）	
T		
塔菜	100	
苔菜（干）	19	
鲐鱼	35（50）	
桃	130（150）	
甜菜豆	100	
甜瓜（香瓜）	240（310）	1 块
通心面（通心粉）	20	
通心粉	20	
茼蒿菜	100	
土鸡	30（50）	
兔肉	35	
脱脂奶	240 毫升	1 杯
脱脂奶粉	25	2 汤匙
脱脂酸奶	120 毫升	1/2 杯
W		
豌豆	25	
豌豆荚	100	
豌豆苗	100	
莴苣	100	
莴苣茎	100	
莴苣叶	100	

食物名称	1 份碳水化合物交换份的 重量（克）可食部（生重）	备注
乌骨鸡	30（60）	
乌贼	40	
X		
西番莲汁	125	
西瓜	180（320）	2 片
西瓜子仁	10	1 汤匙
西红柿	100	
西蓝花	100	
西洋菜	100	
虾米	15	
虾皮	20	
鲜赤贝	50（145）	
鲜奶油	15	
鲜肉锅贴	45	加脂肪 5 克
鲜肉汤圆	40	加蛋白质 2 克
鲜肉中包	40	加蛋白质 3 克
鲜雪里红	100	
鲜枣	50（60）	
咸鸭蛋	55（65）	1 个中等大小
香菇（香蕈，冬菇）	100	
香菇菜包（中包）	40	
香蕉	70（120）	1 根（小）
香梨	110（125）	
小白菜	100	
小核桃仁（熟山核桃）	10	1 汤匙
小红肠	55	
小黄瓜	100	

食物名称	1 份碳水化合物交换份的重量（克）可食部（生重）	备注
小黄鱼	40（60）	
小馄饨皮	25	
小笼包子	45	
小米	20	
小汤圆（无馅）	30	
杏	190（210）	
杏仁	10	17 粒
杏仁露杏仁椰汁	165	
雪梨	75（80）	
雪米饼	20	
鳕鱼	30（75）	
血糯米	20	
Y		
鸭	45（65）	
鸭蛋	55（65）	1 个（中等大小）
鸭蛋清	70	
鸭蛋黄	45	
鸭血	50	
鸭肫	40	
燕麦片	25	
羊肝	40	
羊肉（肥瘦）	35	
羊肉（瘦）	35	
羊肉串（电烤）	25	
羊肉串（炸）	40	
杨梅	260（320）	
杨桃	240（270）	

食物名称	1份碳水化合物交换份的重量（克）可食部（生重）	备注
洋葱	100	
洋菇	100	
腰果	7	5粒
椰子	50（150）	2片（薄）
椰子油	5	
椰子汁	230	
野兔肉	40	
薏苡仁（薏米仁，苡米）	20	
薏米面	20	
银鱼	40	
樱桃	150（180）	
鳙鱼（胖头鱼）	45（75）	
油豆腐	35	
油麦菜	100	
油面筋	35	加脂肪10克
油条	30	加脂肪5克
柚（文旦）	160（230）	1.5个（中等大小）
莜麦面	20	
鱿鱼（水浸）	35	
鱼片干	15	
玉米（黄，干）	20	
玉米（鲜）	65（140）	
玉米面（黄）	20	
玉米笋	100	
玉米油	5毫升	1汤匙
芋头	80	
月饼（蛋黄）	30	

食物名称	1 份碳水化合物交换份的 重量（克）可食部（生重）	备注
月饼（豆沙）	25	
月饼（奶油莲芸）	25	
芸豆（白）	25	
芸豆（红）	25	
芸豆（虎皮）	25	
芸豆（杂，带皮）	25	
Z		
紫菜（干）	11	
枣（干，大）	20	
炸鸡	35	
沼虾	65	
榛子（炒）	10	4 粒
芝麻油	5	1 汤匙
猪大肠	100	
猪大排	35	
猪肚	45	
猪耳	30	
猪肺	55	
猪肝	35	
猪肉（肥瘦）	50	
猪肉（后蹄膀）	40（55）	
猪肉（肋条肉）	75	
猪肉（里脊）	35	
猪肉（前蹄膀）	45（65）	
猪肉（瘦）	35	
猪肉（腿）	35	
猪肉松（福建）	25	加碳水化合物 10 克

食物名称	1 份碳水化合物交换份的 重量（克）可食部（生重）	备注
猪肉松（瘦）	30	加碳水化合物 14 克
猪肉松（太仓）	15	加碳水化合物 3 克
猪舌（口条）	45	
猪肾	45	
猪蹄筋	20	
猪蹄爪尖	30（50）	
猪小排排骨	40（55）	
猪油	5	
紫色甘蓝	100	
棕榈油	5	2/3 汤匙
鳟鱼	35（65）	

附录 2 常见快餐食品的营养成分

一、汉堡类

种类	重量 (克/个)	热量 (千卡)	蛋白质 (克)	脂肪 (克)	脂肪占 热量%	碳水化合物 (克)	钠*(毫克)
鸡肉汉堡	170	466	17.6	25.6	48.1	40.8	814.9
牛肉汉堡	179	406	20	20.1	43	35	764.1
猪肉汉堡	155	377	15.5	17.9	42	37.3	922
鱼肉汉堡	156	403	14.6	19.4	42.7	40.1	662.9
平均	165	413	16.9	20.8	43.9	38.3	791

*约占每人每日建议钠摄入量的33%。

二、炸鸡类

种类	重量 (克/块)	热量 (千卡)	蛋白质 (克)	脂肪 (克)	脂肪占 热量%	碳水化合物 (克)	钠*(毫克)
炸鸡(鸡翅)	139	260	15.4	17.2	59.3	10.9	485.3
炸鸡(鸡胸)	208	304	19.7	20.5	60.8	10.1	547
炸鸡(鸡排)	241	325	23.9	19.8	54.4	12.9	572
炸鸡(鸡腿)	155	269	20.1	16.3	53.7	10.8	590.8
炸鸡(鸡肋)	150	297	20.9	18.7	56.5	11.4	487.4
炸鸡总平均	167	274	18.6	17.2	56.3	11.3	483
炸鸡块 (6块)	105	282	16.6	16.6	52.9	16.6	483.6
炸鸡腿	100	209	14.8	13.2	56.5	8.1	196.3

*约占每人每日建议钠摄入量的20%。

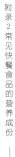

三、比萨类

种类	重量 (克/片)	热量 (千卡)	蛋白质 (克)	脂肪 (克)	脂肪占热 量%	碳水化合物 (克)	钠* (毫克)
什锦芝士比萨	104	276	14.7	12.3	40.1	26.6	425.2
海鲜四层比萨	81	197	9.9	6	27.5	25.8	284.1
海鲜薄皮比萨	80	202	10.5	7.6	33.8	23	283.4
什锦薄脆比萨	62	163	7.8	8.6	47.4	13.8	243.4

*约占每人每日建议钠摄入量的30%。

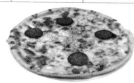

四、薯条类

种类	重量 (克/份)	热量 (千卡)	蛋白质 (克)	脂肪 (克)	脂肪占热 量%	碳水化合物 (克)	钠* (毫克)
麦当劳薯条 (小)	68	111	1.6	4.1	33.2	17.1	20.4
汉堡王薯条 (小)	74	250	2	13	46.8	32	550
肯德基薯条 (小)	85	281	3.3	14.7	47.1	33.9	49.5
莫师薯条 (小)	90	195	3.2	8.7	40.2	26.6	117.9
麦当劳薯条 (中)	97	158	2.3	5.83	33.2	24.4	29.1
汉堡王薯条 (中)	116	400	3	21	47.3	50	820
肯德基薯条 (中)	125	373	5.4	19.40	46.8	44.3	72.8
薯条（小）	79	209	2.5	10.1	41.8	27.4	184.5
薯条（中）	113	310	3.6	15.4	42.4	39.6	307.3
薯条（大）	146	388	4.9	18.6	41.4	50.1	374.4
薯饼	54	150	1.2	10.5	63.4	12.5	338
薯球	128	410	3	26	57.1	42	750

*约占每人每日建议钠摄入量的34%。

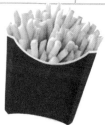

五、点心类

种类	重量 (克/份)	热量 (千卡)	蛋白质 (克)	脂肪 (克)	脂肪占 热量%	碳水化合物(克)	钠* (毫克)
苹果派	81	217	3.2	9.8	40.6	31.8	199.1
洋葱圈	103	371	4.9	18.2	42.8	50.3	600.8
玉米浓汤	223	108	2.8	3.9	31.3	18.7	605
莫师蔬菜浓汤	180	67	1.8	3.2	42.3	6.8	275.2
莫师海鲜浓汤	191	110	4.7	2.7	22.1	16.2	471.8
莫师薯泥沙拉 (无色拉酱)	74	71	1.3	4.3	54.3	17.7	127
莫师生菜色拉 (无色拉酱)	101	30	1.2	0.2	6	6	39.3
肯德基鲜蔬色拉 (加色拉酱)	130	244	1.9	20.5	75.8	13.4	334.9

*约占每人每日建议钠摄入量的25%。

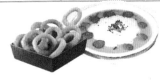

六、饮料类

种类	重量 (克/杯)	热量 (千卡)	蛋白质 (克)	脂肪 (克)	脂肪占 热量%	碳水化合物(克)	钠* (毫克)
可乐(中)	577	195	0	0	0	49	24
芬达(中)	625	225	0	0	0	54.8	15
雪碧(中)	577	200	0	0	0	49	47.9
冰咖啡	463	127	1.8	0	0	30.1	51.4
红茶(中)	625	174	0.05	0.3	1.5	42.5	55
柳橙原汁(小)	327	162	2	0	0	38.4	8.2
奶昔	329	332	11.1	9.6	25.9	49.5	192.5
热巧克力	212	125	3/td>	2	16.2	21.1	131.4
摩卡卡布其诺咖啡	227	91	2	2	19.8	16	83
汉堡王卡布其诺 咖啡	204	54	3.1	0	0	6.4	21.8

资料来源：麦当劳、肯德基、汉堡王、摩斯汉堡、达美乐、必胜客等及台湾董氏基金会。

附录2 常见快餐食品的营养成份

主要参考文献

1. 谢良民，陈馨，葛懿云编著．糖尿病饮食控制新方法一碳水化合物计数法指南．上海：同济大学出版社，2005

2. 谢良民，陈馨，葛懿云编著．糖尿病饮食治疗一碳水化合物交换法．上海：上海科学技术文献出版社，2009

3. Hope S. Warshaw and Karmeen Kulkarni. Complete guide to carb counting. American Diabetes Association. 2001

4. Hope S. Warshaw and Karmeen Kulkarni. Practical carbohydrate counting: A How-to-Teache Guide for Health Professionals. American Diabetes Association. 2001

5. Ronald A. Preston, Sigrid M. Etter and Shelina Garner. Control Diabetes the Easy Way: Counting Carbohydrates. DIEBETIC DIET WORKS．2003

6. 中国台湾行政院卫生署．食物代换表．2001

7. American Diabetes Association. Evidence-Based Nutrition Principles and Recommendations for the Treatment and Prevention of Diabetes and Related Complications (Technical Review). Diabetes Care, 25:148-198, 2002

8. Canadian Diabetes Association. Guidelines for the Nutritional Management of Diabetes Mellitus in the New Millennium. Canadian Journal of Diabetes Care, 23(3):56-69, 2002

9. 杨月欣，王光亚，潘兴昌主编．中国食物成分表．北京：人民卫生出版社，2002

10. 日本糖尿病学会编．糖尿病食事療法のための食品交換表(第6版).日本：文光堂，2002

11. Johnson MA. Carbohydrate counting for people with type 2 diabetes. Diabetes Spectrum 2000; 13: 149.

12. Evert AB, Boucher JL, Cypress M, et al. American Diabetes Association. Nutrition therapy recommendations for the management of adults with diabetes. Diabetes Care 2013;36: 3821-42.

13. Hope S. Warshaw, Karmeen Kulkarni. Complete Guide to Carb Counting: How to Take the Mystery Out of Carb Counting and Improve Your Blood Glucose Control. 3rd Edition. American Diabetes Association. 2011.

14. Steven V. Edelman. Taking Control of Your Diabetes. 3rd Edition. Professional Communications, Inc., 2007

15. Larry A. Fox, Sandra L. Diabetes 911: How to Handle Everyday Emergencies. American Diabetes Association, 2009.

16. American Diabetes Association. Choose Your Foods: Exchange Lists for Diabetes: Description and guidelines for use. Journal of the American Dietetic Association, 2008 May; 108:883-888.

17. Hope S. Warshaw. American Diabetes Association Guide to Healthy Restaurant Eating: What to eat in America's most popular chain restaurants. 4th Edition. American Diabetes Association, 2009.

18. Position Statement of the American Diabetes Association. Standards of Medical Care in Diabetes – 2012. Diabetes Care. 2012; Volume 35, Supplement 1.